知っているようで知らない
医療用語小事典

監修　三浦雅一

ライフサイエンス出版

序

　医学の進歩や医療環境の変化、また関連する法律や制度の改革などに伴い、医学・医療の領域では次々と新しい言葉が生まれています。これらの新しい言葉の中には、自ずと意味が明確で間違えようのないものもありますが、一方では、正確な意味が案外知られていない言葉、意味や使い方を間違えやすい言葉も少なくありません。言葉自体は同じで意味が変わってしまったというものもあります。また、古くからある言葉の中にも、複数の語がしばしば混同して使われている例が多々あります。

　本書はこのような言葉の中から重要なものをいくつか取り上げ、その意味を解説し、関連する用語との関係にも触れながら、医療従事者として知っておくべき知識をまとめたものです。併せて、読み物としても興味深く読めるように、言葉の背後にある歴史や医療問題・社会問題にもできるだけ触れました。「辞典」ではなく、あえて「事典」としたのは、このような理由からです。

　もとより、言葉は生き物です。医学・医療用語といえども例外ではなく、意味や使い方において「正しい」と「誤り」の境界を常に明確にできるとは限りません。本書で取り上げた言葉の中にも、厳密にはより細分化した説明が必要なものや、本書の説明以外の意味で使われているもの、さらには、特定の立場に立てば全く別の解釈が可能なものもあるかもしれません。もちろん、関連する法律や制度が変わることもあります。したがって、本書は現時点における最小限の基本的情報をまとめたものと理解してください。

　本書を日々の勉強に、研究に、そして医療実践に役立てていただければ幸いです。

北陸大学薬学部生命薬学講座臨床解析学分野

三　浦　雅　一

執筆者一覧

監　修
三浦 雅一　北陸大学薬学部生命薬学講座臨床解析学分野 教授

執　筆 (50音順)
雨宮　　浩　宝塚大学看護学部 教授
荒井 啓行　東北大学加齢医学研究所脳科学研究部門老年医学分野 教授
大山 陽子　鹿児島大学医学部・歯学部附属病院検査部 特任助教
竹橋 正則　大阪大谷大学薬学部薬物治療学講座 講師
谷村 雅子　関東学院大学人間環境研究所 客員研究員
塚原 典子　新潟医療福祉大学大学院医療福祉学研究科 准教授
中塚 喜義　野崎クリニック 副院長
丸山 征郎　鹿児島大学大学院医歯学総合研究科システム血栓制御学講座 教授
三浦 雅一　北陸大学薬学部生命薬学講座臨床解析学分野 教授
本宮 善恢　医療法人翠悠会 理事長

編集協力 (50音順)
秋田 真志　大阪弁護士会 弁護士
浅野 武秀　前 帝京大学医学部外科学講座 教授
上田 真喜子　大阪市立大学大学院医学研究科病理病態学 教授
岡　希太郎　東京薬科大学 名誉教授
小川 雅史　大阪大谷大学薬学部実践医療薬学講座 教授
小幡 裕一　理化学研究所筑波研究所 所長、バイオリソースセンター センター長
鈴木　　聡　NPO法人HAB研究機構 主任研究員
長井 宏文　北陸大学薬学部生命薬学講座臨床解析学分野
林　　良輔　医療法人 三橋病院総合診療科 部長、透析科 部長
福嶌 教偉　大阪大学医学部附属病院移植医療部 副部長 病院教授

凡　例

構　成
・全体を3部に分け、1項目を1ページで解説した。第1部と第2部は比較的新しい用語を中心とし、第3部は古くから使われている用語も多く含む。
　　　第1部　疾患名・病態概念
　　　第2部　疾患名・病態概念以外の用語
　　　第3部　違いがわかりにくい用語（2語で1項目）
・項目（見出し語）の配列はアルファベット順／50音順とした。

解　説
・見出し語のすぐ下に、その語の基本的な意味を100字以内で示した。
・解説本文の中で、見出し語と関連の深い用語や重要な用語は太字（ゴシック体）の色文字にした。
・上記の太字の用語の一部や、関連のある重要な用語を、本文の後に見出しを付けて解説した。

参照ページ
・本文中の語が、他の項目の見出し語やその関連語として取り上げられている場合、またはそれらの項目の解説文中でやや詳しく解説されている場合は、「認知症[16]」のように肩付き数字で参照ページを示した。

表　記
・専門用語の日本語表記については、日本医学会医学用語管理委員会編「日本医学会 医学用語事典―英和 第3版」（南山堂）、および文部科学省「学術用語集 医学編」（日本学術振興会）などを参考にした。
・2001年の省庁再編以前の厚生労働省は、特に断りなしに「厚生省」とした。
・わが国の公的医療保険は「健康保険」とした。

目　次

参考資料 ··· 1

第1部
CKD ·· 2
COPD ·· 3
PTSD ·· 4
依存症 ··· 5
エコノミークラス症候群 ··· 6
機能性腸障害 ·· 7
骨粗鬆症 ··· 8
脂質異常症 ·· 9
新型インフルエンザ ··· 10
心房細動 ··· 11
睡眠時無呼吸症候群 ··· 12
生活習慣病 ·· 13
セプシス ··· 14
難病 ·· 15
認知症 ·· 16
熱中症 ·· 17
発達障害 ··· 18
非定型うつ病 ·· 19
メタボリックシンドローム ·· 20
ロコモティブシンドローム ·· 21

第2部

- EBM ································· 22
- IPA ································· 23
- MRSA ································ 24
- PET ································· 25
- QOL ································· 26
- RCT ································· 27
- 遺伝子治療 ···························· 28
- 医薬分業 ······························ 29
- 院内感染 ······························ 30
- インフォームドコンセント ·············· 31
- オーダーメード医療 ···················· 32
- クリニカルパス ························ 33
- ケアマネジャー ························ 34
- 混合診療 ······························ 35
- 再生医療 ······························ 36
- ジェネリック医薬品 ···················· 37
- 代替医療 ······························ 38
- 治験 ·································· 39
- 分子標的治療 ·························· 40
- リモデリング ·························· 41

第3部

- アレルギー／アトピー …………………………………… 42
- エンドポイント／アウトカム ……………………………… 43
- ガイドライン／スタンダード ……………………………… 44
- 基準値／正常値 …………………………………………… 45
- 健診／検診 ………………………………………………… 46
- 抗生物質／抗菌薬 ………………………………………… 47
- 骨量／骨密度 ……………………………………………… 48
- コンプライアンス／アドヒアランス ……………………… 49
- 疾患／病態 ………………………………………………… 50
- 腫瘍／癌 …………………………………………………… 51
- 特発性／原発性 …………………………………………… 52
- 脳死／植物状態 …………………………………………… 53
- 副作用／有害反応 ………………………………………… 54
- ホスピス／緩和ケア ……………………………………… 55
- 薬物／薬剤 ………………………………………………… 56
- 有効性／有用性 …………………………………………… 57
- 罹患率／有病率 …………………………………………… 58

索引 ……………………………………………………………… 59

参考資料

本書の内容については下記の資料の他、薬事法その他の法令、政府刊行物や公文書、各領域の診療ガイドラインなどを参照した。

ICD（国際疾病分類）　正式名称は「International Statistical Classification of Diseases and Related Health Problems（疾病および関連保健問題の国際統計分類）」で、世界各国各地域で集計された死亡や疾病のデータの体系的な記録、分析、解釈、比較を行うため、世界保健機関（WHO）が作成している分類。ほぼ10年ごとに改訂されてきたが、最新版の第10版（ICD-10）は1992年（2007年に一部改訂）。わが国でもこれに準拠した「疾病、傷害及び死因分類」が作成され、医療機関における診療録の管理などに用いられている。

DSM（精神疾患の診断・統計マニュアル）　正式名称は「Diagnostic and Statistical Manual of Mental Disorders（精神障害の診断と統計の手引き）」で、米国精神医学会が作成している診断ガイドライン。最新版は第4版修正版（DSM-IV-TR、2000年）で、2013年に第5版が発表される予定。

GCP　Good Clinical Practiceの略で、わが国における医薬品の治験の基本原則を定めたもの。1989年の厚生省薬務局長通知「医薬品の臨床試験の実施に関する基準」（旧GCP）に対して、1997年の厚生省による「医薬品の臨床試験の実施の基準に関する省令」は法的拘束力を有し、「省令GCP」「新GCP」とも呼ばれる。なお、医療機器に関しても2005年に同様の「医療機器の臨床試験の実施の基準に関する省令」が定められた。

コンソート声明　正式名称は「Consolidated Standards of Reporting Trials: CONSORT（臨床試験報告に関する統合基準）」で、国際的な臨床試験関係者のグループにより1996年に発表された、RCT報告論文に関する提言。その後も改訂と拡張・細分化が続けられている。

第1部

CKD

chronic kidney disease(慢性腎臓病)の略。慢性に進行し、放置すると末期腎不全に至るさまざまな腎臓病の総称。

近年、慢性糸球体腎炎、糖尿病性腎症、ネフローゼ症候群といった腎疾患は**末期腎不全**と心血管疾患の強力な危険因子であり、しかもこれら腎疾患の潜在的有病率[58]はかなり高いこと、さらに、積極的な医療介入により腎障害の進行は抑制可能であることが明らかにされた。

こうした背景から、早期の腎障害の段階を含めて統一的・総合的な医療戦略の重要性が認識されるに至り、欧米各国の診療ガイドラインでCKDの臨床的定義が提唱され、2005年には国際組織(KDIGO)によるガイドラインも発表された。

上記の各腎疾患や**慢性腎不全**の概念に比べて、それらの標準化と早期発見・早期介入の推進を意図したCKDの概念と診断基準は、簡潔にして明快であり、医療従事者のみならず患者や市民にも理解しやすい。慢性腎疾患と訳さず慢性腎臓病としたのも、一般社会への浸透を意図したもの。

> **日本腎臓学会によるCKDの診断基準(2009)**
> 下記の片方または両方が3ヵ月以上持続する。
> ①腎障害を示唆する所見(検尿異常、画像異常、血液異常、病理所見など)の存在
> ②**GFR** 60 mL/分/1.73 m² 未満

GFR(糸球体濾過量または糸球体濾過率) 単位時間あたりに糸球体で濾過される血漿量で単位はmL/分。臨床ではクレアチニンクリアランス(CCr)やeGFR(推算GFR)で代用されることが多い。CKDの定義中のGFRは血清クレアチニン値から算出されるeGFR。

◆**よくある間違い** CKDは従来の慢性腎不全の言い換えではなく、腎障害がより早期の段階を含めた包括的な概念である。

COPD

chronic obstructive pulmonary disease（慢性閉塞性肺疾患）の略。たばこ煙などの有害物質の長期吸入により発症する、進行性の気流閉塞を主体とする肺の炎症性疾患。

　慢性的な気流閉塞を主体とする肺疾患の分類や定義には長い歴史がある。これには肺胞が拡張し肺胞壁が破壊される**肺気腫**、粘性の痰が長期間持続する**慢性気管支炎**、末梢気道疾患／細気管支炎、**気管支喘息**などが含まれ、まとめてCOPDまたは**COLD**（chronic obstructive lung disease）といった便宜的な診断名が提唱された。このうち、喘息はしだいに他とは明確に異なる疾患と認識され、喘息を除いた進行性の気流閉塞性疾患がCOPDと呼ばれるようになった。1990年代に公表された各国および国際診療ガイドラインの多くは、慢性気管支炎と肺気腫を併せてCOPDとしていた。

　しかし、慢性気管支炎は症状により定義された疾患名、肺気腫は病理形態学的な定義による疾患名であることなどから、2001年の国際ガイドライン「GOLD（Global Initiative for Chronic Obstructive Lung Disease）」では、これらの疾患名はCOPDの定義から除かれ、COPDは呼吸生理学的な視点から新たに定義された。現在の診断基準は、「気管支拡張薬投与後の1秒率（1秒量/努力性肺活量）＜70％」のみで、わが国のガイドラインもこれに従っている。

　COPDは全世界で死亡原因の第4位を占める。わが国では第10位であるが、これは診断率が低いためと考えられている。喫煙が最大の原因であり、高齢の患者が多いこと、有効な治療法が確立されていないことから、今後わが国でもCOPD患者の増加が懸念されている。

肺年齢　COPD患者の早期発見と一般への啓発に有用な指標として、日本呼吸器学会が提唱した肺の健康状態の指標。次の式で求める。

$$肺年齢（男性）＝〔0.036×身長(cm)－1.178－1秒量(L)〕／0.028$$
$$肺年齢（女性）＝〔0.022×身長(cm)－0.005－1秒量(L)〕／0.022$$

第1部

PTSD

posttraumatic stress disorder（心的外傷後ストレス障害）の略。衝撃的な出来事の経験によって生じる特徴的な精神障害。

　災害や事故、戦争、誘拐、虐待などの被害経験、身近な人の残酷な死の目撃などの経験により、人の心は耐え難い強烈なショックを受ける。これを心的外傷（**トラウマ**）といい、それによるストレスが心身に引き起こす障害がPTSD。戦争の後遺症として兵士にこのような障害が起こることは古くから知られていたが、米国でベトナム戦争後に多くの帰還兵にみられたことが広く知られ、1980年にDSM[1]に初めて疾患として記載された。
　DSM-IV-TRでは、①外傷的な出来事への暴露と、②その出来事の繰り返す再体験、③外傷に関連した刺激の持続的な回避、④持続的な覚醒亢進症状、⑤これらの症状により日常生活に支障をきたすなど、詳細な診断基準が設けられている。また、急性PTSD（症状の持続が1ヵ月以上3ヵ月未満）と慢性PTSD（3ヵ月以上）が区別されている。
　わが国では1995年の阪神淡路大震災や地下鉄サリン事件あたりから注目されるようになり、1996～97年のペルー日本大使公邸人質事件、2005年のJR福知山線脱線事故などでも広範にみられた。PTSDに対応するために医師あるいはカウンセラーの派遣が行われるなど、治療的対応が重視されてきている。

急性ストレス障害　DSM-IV-TRでは急性PTSDとは異なる概念で、PTSDの3大症状（上記の②～④）に加えて解離性症状（健忘や現実感の消失、感情の麻痺など）が、外傷的出来事から4週間以内に起こり、2日～4週間持続する（急性PTSDよりも短い）とされている。

依存症

> 特定の物質の摂取や特定の行為などから得られる刺激に対する欲求を自制できなくなり、社会生活が影響を受ける状態。

　精神に作用する化学物質の摂取や、快感や高揚感を伴う特定の行為を繰り返した結果、それらによって得られる刺激を求める抑えがたい欲求が持続するようになった状態を、「依存が形成された」という。その刺激を得るための行為を持続的または周期的に、しかも強迫的に繰り返し、ときにそのために多くの時間を費やし社会生活に支障をきたす。

　依存症には物質への依存、行為への依存、関係への依存がある。物質への依存は、ICD-10 [1]では「依存症候群」として、「ある物質あるいはある種の物質使用が、その人にとって以前にはより大きな価値をもっていた他の行動より、はるかに優先するようになる一群の生理的、行動的、認知的現象」と定義されている。DSM-IV-TR [1]では「物質使用障害」の一つとして「物質依存」が記載されている。

　行為や関係への依存については、ICD-10では「習慣および衝動の障害」として、またDSM-IV-TRでは「他のどこにも分類されない衝動制御の障害」として、病的賭博、病的放火、病的窃盗などが挙げられている。

　物質への依存症の場合は身体的な耐性形成や離脱症状がみられることが多い。また、行為や関係への依存では明確な快感や高揚感を伴わないことがある。臨床医学において概念や診断基準、治療法が確立されているのは薬物(向精神薬)依存症、ニコチン依存症、アルコール依存症で、いずれも物質への依存である。

　依存症は中毒と呼ばれることもあるが(薬物中毒、ニコチン中毒など)、医学用語としての中毒[54]とは異なることや、特に急性アルコール中毒などと紛らわしいことなどから、一般社会でも依存症については「〜中毒」という表現が避けられるようになってきた。

第1部

エコノミークラス症候群

> 航空機内など下肢を長時間動かさない状況下で、下肢の深部静脈に形成された血栓が歩行などをきっかけに遊離し、肺動脈をつまらせることによる肺血栓塞栓症のこと。

　肺血栓塞栓症（急性肺動脈血栓塞栓症）の俗名である。エコノミークラスの旅客が症例として多いことによる命名だが、エコノミークラスにかぎらず、また航空機以外の乗り物でも発症することがあるため、旅行者血栓症、ロングフライト血栓症ともいわれる。

　血管壁に形成された血液の塊が血栓で、血栓の形成とそれが引き起こす病態を血栓症という。血管壁から遊離した血栓や脂肪塊など（栓子または塞栓子）が、血流に乗って流れ、他の部位の細い血管を閉塞させた状態が塞栓（塞栓症）である。栓子が血栓由来である場合は特に血栓塞栓症という。

　同じ場所に同じ姿勢で長時間座り続けると、下肢圧迫による静脈うっ滞と水分不足による血液粘稠度上昇により、下肢の深部静脈に血栓を生じやすい（**深部静脈血栓症**）。この血栓またはその一部が遊離して下大静脈から心臓を通過すると、肺動脈の細くなった部位を閉塞させ、肺血栓塞栓症となる。突然の胸痛、血痰、呼吸困難などをきたし、重篤な場合は死に至ることもある。

　深部静脈血栓症と肺血栓塞栓症とを併せて**静脈血栓塞栓症**といい、これをエコノミークラス症候群と呼ぶこともある。

　近年、元々の疾患や外傷は治癒が見込まれるにもかかわらず、入院中に深部静脈血栓症から肺血栓塞栓症を発症して突然死する例も報告されているため、患者の診察・ケアにおいて注意が必要である。

機能性腸障害

> 腸の運動や分泌機能の不全により起こる病態の総称。器質的・形態学的病変が認められないにもかかわらず、繰り返しあるいは長期間持続する腹痛・便秘・下痢などの症状を訴える。

多くの疾患の発症と進行に心理社会的要因が関与するが、その代表例として古くから知られるのが**過敏性腸症候群**や一部の消化不良（機能性ディスペプシア）で、特にこれらでは消化性潰瘍のような器質的・形態学的病変や検査値での異常がみられないことから、病型分類や診断基準の確立が困難であった。

1988年ローマで開催された国際消化器病学会を機に、過敏性腸症候群の国際的な統一診断基準が発表された（ローマ基準）。後にこれが**機能性消化管障害**全体の診断基準へと拡張され、今日に至っている。

最新の診断基準であるローマⅢ（2006年）では機能性消化管障害が成人の6障害（A〜F）と思春期までの2障害（G、H）の、合計8つに分類され、過敏性腸症候群は機能性腸障害の筆頭に挙げられている。これらの機能性消化管障害は重複して発症することが少なくないことから、共通する病態の異なる発症様式であると考えられている。

腸は「第二の脳」といわれるように、中枢神経系からの指令なしにその機能を果たすことができる。一方、中枢神経系と腸管神経系との複雑な相互作用、すなわち**脳腸相関**も注目され、機能性腸障害は脳腸相関の失調が原因と考えられている。

機能性消化管障害（ローマⅢによる）
A. 機能性食道障害
B. 機能性胃十二指腸障害
C. **機能性腸障害**
　（過敏性腸症候群を含む）
D. 機能性腹痛症候群
E. 機能性胆嚢オッジ括約筋障害
F. 機能性直腸肛門障害
G. 新生児・幼児機能性消化管障害
H. 小児・思春期機能性消化管障害

骨粗鬆症

> 加齢、閉経、カルシウム不足その他の原因で骨の強度が低下し、骨折リスクが増大する全身性の骨格疾患。

　骨粗鬆症の「鬆」は繊維質の多い野菜などに「すが入る」というときの「す」で、骨がスカスカになった状態を表す。

　骨は加齢とともにカルシウム量が減少し脆弱になる。この自然な骨強度低下に対し、カルシウム摂取不足や吸収不良、運動不足、他の疾患やその治療などが原因で著しく骨強度が低下した状態が、骨粗鬆症である。特に女性は閉経後の女性ホルモン低下が急速な骨量[48]減少を招きやすいので、骨粗鬆症患者は圧倒的に高齢女性が多い。潜在患者数1000万人以上ともいわれ、骨折の危険因子として、また要介護状態の原因の一つとして、高齢化とともに注目されるようになった。

　加齢および閉経に加えて、遺伝要因と生活習慣によるものを**原発性骨粗鬆症**という（古くは退行期骨粗鬆症とも呼ばれた）。これはかつて、閉経後骨粗鬆症（Ⅰ型）と老人性骨粗鬆症（Ⅱ型）に分けられていたが、現在では女性の場合はこの両者をまとめて閉経後骨粗鬆症とし、男性の骨粗鬆症との2つに分類するのが一般的である。

　これに対して他の疾患や栄養障害、その治療などが主な原因で発症する二次的なものが**続発性骨粗鬆症**で、原因として最大のものは他疾患治療のためのステロイド薬である。

　骨強度が低下しただけでは自覚症状が現れにくいが、転倒などにより骨折する危険が高まる。また、椎体（脊椎を構成する個々の骨）の圧迫による変形は、自覚症状がなくても骨折（脆弱性骨折）とされて骨粗鬆症と診断される場合がある。

脂質異常症

血中のLDLコレステロールやトリグリセリドが過剰、またはHDLコレステロールが不足である病態。従来、高脂血症と呼ばれていた疾患・病態のわが国における診断基準変更に際し、採用された新名称。

動脈硬化の原因として問題となる血中脂質は、総コレステロール(T-C)、LDLコレステロール(LDL-C)、HDLコレステロール(HDL-C)、トリグリセリドである。近年、T-CよりもLDL-Cのほうが心血管疾患のリスクとの相関がより高く、またHDL-Cは少なすぎると問題であることが明らかにされた。高コレステロール血症はT-C高値の場合だが、この群にはHDL-Cが正常の人が含まれてしまい、動脈硬化のリスクを正確に評価できないことから、WHOや各国の診療ガイドラインではT-Cが重視されなくなった。

以上の経緯に加えて、HDL-C値が「低い」場合にも「高」脂血症と呼ぶのは適切でないとの理由から、日本動脈硬化学会は「動脈硬化性疾患予防ガイドライン2007年版」において、従来の高脂血症という疾患名を脂質異常症に改める方針を示し、その診断基準からT-Cを除外した。英語でもhyperlipidemiaではなくdyslipidemiaが主流となっている。

ただし日本動脈硬化学会では、脂質異常症という診断名はレムナントやsmall dense LDL(小粒子LDL:通常のLDLよりも強力な動脈硬化の危険因子)が認められるリポ蛋白異常の場合にも用いることができるとし、また高コレステロール血症と高トリグリセリド血症を一括して高脂血症と呼ぶことは問題ないと認めている。

脂質異常症の診断基準(日本動脈硬化学会)
高LDLコレステロール血症
　　LDLコレステロール140 mg/dL以上
低HDLコレステロール血症
　　HDLコレステロール40 mg/dL未満
高トリグリセリド血症
　　トリグリセリド150 mg/dL以上

第1部

新型インフルエンザ

ヒトが初めて遭遇するタイプのインフルエンザ。ヒト以外の動物から新たにヒトへと感染し、ヒトからヒトへの強い伝染能力を獲得したインフルエンザウイルスによる感染症。

　インフルエンザ（流行性感冒ともいう）の原因であるインフルエンザウイルスには、抗原性の違いによりA型、B型、C型があり、それぞれさらに亜型がある。ヒト以外の動物に感染するインフルエンザウイルスの多くはヒトに感染するものとは型が異なる。ヒト以外の動物種内で感染していたインフルエンザウイルスが新たにヒトに感染し、ヒト-ヒト間の伝染能力を獲得すると、**パンデミック**（世界的な大流行）を引き起こすことがある。1918年のスペインインフルエンザ、1968年の香港インフルエンザなどの例があるが、現在これらの原因ウイルスは一般的な**季節性インフルエンザ**の原因となっている。

　わが国の「感染症予防法」（2006年）では新型インフルエンザを「新たに人から人に伝染する能力を有することとなったウイルスを病原体とするインフルエンザであって、一般に国民が当該感染症に対する免疫を獲得していないことから、当該感染症の全国的かつ急速なまん延により国民の生命及び健康に重大な影響を与えるおそれがあると認められるもの」と定義している。これに基づき、2009年にメキシコ・米国で発生してわが国でも感染者が確認された、いわゆるブタインフルエンザが新型インフルエンザとされた。1997年に初めて報告された高病原性トリインフルエンザも、ヒトへの伝染力が強力になれば新型インフルエンザとなりうる。

　新型も含めたインフルエンザの主な症状は**風邪**（感冒ともいう）の症状とほぼ重なる。風邪は各種のウイルスによる上気道感染症であるから、インフルエンザは風邪の一種ということもできるが、ふつうの風邪に比べてインフルエンザは短期間に大流行し、症状はより重い。

◆よくある間違い　中耳炎や副鼻腔炎などの原因となる**インフルエンザ菌**（ヘモフィルス属）はかつて誤ってインフルエンザの原因菌とされた。

心房細動

> 心房から起こる、速く不規則な電気信号により心房全体が細かくふるえ、心房のまとまった収縮と弛緩が不可能になる不整脈。

　心臓は統制のとれた電気興奮伝導系により、心房と心室が連係して規則的な収縮-拡張を繰り返すことで、ポンプ機能を果たす。心房全体としてのまとまった電気興奮がなくなり、無秩序な興奮が1分間に数百回の頻度で起こる状態が心房細動である。これに対し、同様の頻拍でも興奮が規則的である場合は、**心房粗動**という。一般的に心房粗動は心房細動よりも興奮回数が少ないとされているが、この点について確立された診断基準はない。また両者は発生機序が異なる可能性も考えられている。

　心房細動は一般的に、①発作が7日以内に自然に停止するが、再発を繰り返す発作性、②発作が7日を超えても自然には停止しないが、薬物か電気的方法により除細動可能な持続性、③自然に停止せず除細動も不可能な永続性に分類される（日本循環器学会のガイドラインによる）。しかし、心房細動発作には無症候性のものもあり、また持続時間の正確な判定は困難であることが多い。

　心房細動を起こす基礎疾患として、虚血性心疾患、高血圧性心疾患、僧帽弁膜症、心房中隔欠損症、甲状腺機能亢進症などがある。明らかな基礎心疾患がないものは**孤立性心房細動**と呼ばれる。

　心房細動は致死性不整脈ではないが、加齢とともに有病率[58]が上昇し、また血流の停滞から心房内に血栓[6]が形成されやすく、それが重篤な脳梗塞（心原性脳梗塞）を引き起こす可能性もあるので、心房細動そのものの管理とともに、抗血栓療法が必要となることが多い。

　近年の非薬物療法の飛躍的な進歩により、多くの不整脈で根治や十分な管理が可能となった今日、治療が容易ではないものとして残された不整脈の中で、心房細動は臨床的に最も重要なものの一つである。

第1部

睡眠時無呼吸症候群

睡眠中に短い無呼吸状態や低呼吸状態が繰り返されることにより、睡眠の分断化や深睡眠の減少をきたし、日中過眠、倦怠感などの自覚症状を伴う病態。SAS (sleep apnea syndromeの略) ともいう。

日中過眠による自動車事故などの原因としての他に、高血圧、冠動脈疾患、脳血管障害などの循環器疾患の危険因子および増悪因子として注目されている。いびき、日中過眠など特有の症状がみられるため、「症候群」が付けられている。

10秒以上の呼吸停止を無呼吸、10秒以上の換気量低下を低呼吸といい、無呼吸と低呼吸を併せた呼吸イベントの睡眠単位時間あたりの発生回数を無呼吸低呼吸指数 (apnea hypopnea index: AHI) という。

呼吸イベントには、上気道の閉塞が原因の閉塞型と、呼吸中枢の機能障害による中枢型がある。全呼吸イベントの過半数が閉塞型イベントであれば**閉塞型睡眠時無呼吸** (または閉塞性睡眠時無呼吸) といい、一般人口集団では大部分がこのタイプである。睡眠呼吸障害研究会によるガイドライン (2005年) では、AHIが5以上、かつ呼吸イベントの大多数が閉塞型で、日中過眠など特徴的な症状があれば、閉塞型睡眠時無呼吸症候群と診断される。欧米の診断基準もほぼこれと同様である。

循環器疾患、特に慢性心不全や脳卒中後の患者では、中枢型呼吸イベントが優位の**中枢型睡眠時無呼吸** (または中枢性睡眠時無呼吸) の合併率が高く、この場合は症状が比較的目立たない。日本循環器学会によるガイドライン (2010年) では、循環器疾患に合併する場合は自覚症状の有無にかかわらず介入の必要があるとの判断から、睡眠時無呼吸症候群の語の使用を避け、睡眠呼吸障害を用いている。ただし**睡眠呼吸障害**は一般に、呼吸の異常による睡眠障害という、より広い意味でも用いられる。

チェーン・ストークス呼吸　一回換気量の漸増–漸減により低呼吸・無呼吸と過呼吸の交替を繰り返す呼吸パターン。中枢型睡眠時無呼吸で起こりやすい。

生活習慣病

> 喫煙、飲酒、食生活、運動習慣などの長期にわたる日常生活習慣がその発症と進行に深く関わっているさまざまな疾患の総称。成人病に代わる新しい概念。

疾病構造は時代とともに変化する。わが国においては1950年代以降、医療の進歩と厚生行政の充実に加えて、生活環境の整備や生活様式の変化により、平均寿命が著しく延長したが、それに伴い悪性腫瘍[51]、脳血管疾患、心疾患などの患者が増えた。これらの疾患は加齢とともに罹患率[58]が上昇することから、当初は行政用語として**成人病**が用いられた。

しかしその後、これらの疾患とその危険因子でもある高血圧、脂質異常などの病態の多くに長年の生活習慣が深く関与していること、また生活様式の劇的変化により小児の罹患例が存在し（小児成人病と呼ばれた）、増加していることも明らかにされた。

このような状況から、従来のような**二次予防**（成人病の早期発見・早期治療）から**一次予防**（危険因子の改善による発症予防）重視へと舵を切る必要が認識され、生活習慣病／習慣病の語が使われ始めた。そして1996年に厚生省は成人病に代わって生活習慣病の概念の導入を発表した。欧米各国でもほぼ同時期に同様の傾向がみられた（adult diseases → lifestyle diseases、lifestyle related diseases）。

死に直結する可能性のある心血管疾患、脳血管疾患、悪性腫瘍などをはじめ、具体的にどの疾患を生活習慣病に含めるかは、立場によって考え方が異なる。

一次予防、二次予防　これらの語は医療の領域や対象疾患により異なる意味で用いられるので注意が必要であるが、一般に一次予防は啓発活動なども含め、大きな集団を対象とした最も早い段階からの予防対策である。

第1部

セプシス

> 感染症における生体応答として、高熱、頻脈、頻呼吸となり、さらに進むと意識障害、循環不全、ショックなどの重篤な臨床症状を呈する病態。

　セプシス（sepsis）はこれまで**敗血症**と訳されてきたが、英語でも日本語でもその概念はやや曖昧であった。一般的に敗血症は原因が細菌に限られ、また血中に原因菌や毒素が存在することの証明が必要とされている（血中に細菌の存在が証明された場合を**菌血症**という）。

　生体が何らかの有害な刺激を受けると、さまざまな物質を産生・放出して炎症を引き起こす。1991年、米国胸部疾患学会と集中治療医学会の合同会議において、この炎症反応が防御反応として必要な域を超えて過剰になり、体温異常、頻脈、頻呼吸、白血球数異常を特徴とする制御不能となった状態を表す、**全身性炎症反応症候群**（systemic inflammatory response syndrome: SIRS）という概念が提唱された。また、SIRSは感染症、急性膵炎などの疾患や手術、外傷など、さまざまな原因で起こりうるが、特に感染症によるSIRSをセプシスと呼ぶことにした。この場合、血中に病原体や毒素が存在することの証明は必要とされない。つまり、新しいセプシスの定義を厳密にいうと、「感染症であることが証明されているか疑われている状態＋SIRS」である。

　病態が進行し、臓器機能障害・循環不全、血圧低下が加わると**重症セプシス**、輸液やカテコラミンなどの昇圧薬による治療にも反応しない状態を**セプティックショック**という。

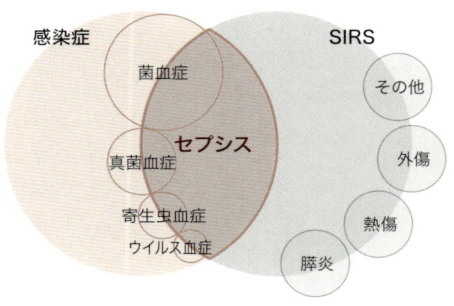

Chest 1992; 101: 1644-55

難病

> 一般的には病態が深刻で、治療が困難または不治であり、長期の闘病を強いられる疾患。医療の領域では特定疾患治療研究事業の対象疾患の通称として使われる。

　1972年の難病対策要綱では「難病」が「原因不明で治療方法が未確立であり、かつ、後遺症を残すおそれが少なくない疾病」「経過が慢性にわたり、経済的問題のみならず、介護などに著しく人手を要するために家族の負担と精神的負担の大きい疾病」と定義された。すなわち、単に難治性というだけではなく、患者の困難と家族の負担がきわめて大きいことが要件である。また、この定義では「原因不明」とされているが、医学の進歩により原因が解明されても、治療法が進歩しなければ患者の負担は変わらない。

　難病の中でも、**パーキンソン病、ALS、重症筋無力症**などの神経疾患を**神経難病**ということがある。

　特定疾患とは、厚生労働省の難治性疾患克服研究事業の対象に指定された疾患(2009年4月1日現在130疾患)。また、このうち特に、患者の医療費負担軽減を目的に都道府県主体で行われている特定疾患治療研究事業の対象疾患を指す場合が多い(2009年10月1日現在56疾患)。

パーキンソン病　主として中脳黒質緻密質のドパミン分泌細胞の変性により、さまざまな運動障害を起こす。

ALS(筋萎縮性側索硬化症)　全身の運動ニューロンが侵され、筋力低下により発話、飲食、呼吸も困難となる。身体は動かせないが、感覚系や自律神経系は正常。

重症筋無力症　アセチルコリン受容体に対する抗体による自己免疫疾患で、全身の筋力低下と疲れやすさが特徴。

◆よくある間違い　診療報酬において「特定疾患治療管理料」などの請求対象となる疾患(糖尿病、心不全、胃潰瘍など)は、難治性疾患克服研究事業や特定疾患治療研究事業とは無関係。

第1部

認知症

> 正常に発達した知的機能（記憶・認知）が、後天的な脳の器質的障害により低下して、社会生活に支障をきたす状態。痴呆に代わる新しい疾患名。

　ICD-10[1]やDSM-Ⅳ-TR[1]の認知症の診断基準は複雑だが、基本的にはどちらも、長期の記憶障害と一部の認知機能の障害により、日常生活や社会活動に支障をきたす状態である。老化現象としての物忘れとは異なり、認知症は背景に脳の器質的障害が想定されている。ただし、先天性のものは**知的障害**や**発達障害**[18]と呼ばれて区別される。

　認知症はわが国ではかつて痴呆と呼ばれていたが、差別的な言葉であるとの問題提起を受け、2004年に厚生労働省において専門家を中心とする検討会で、関連団体や広く国民の意見を求めながら検討が行われ、認知症への言い換えを求める報告がまとめられた。これを受けて行政用語としての名称変更が行われ、さらに日本老年精神医学会が認知症を正式な学術用語として定め、各医学会においても言い換えが行われた。

　認知症の原因には脳血管障害、感染、器質的変性などがある。しかし、代表的な変性性認知症の一つであるアルツハイマー型認知症などでは**認知障害**にとどまらず摂食・嚥下機能や歩行・運動機能の障害も伴うため、認知症では疾患の全体像がイメージされていないという意見もある。また従来、認知の語を厳密な意味で用いてきた心理学や認知科学の諸学会では、認知症への言い換えに反対し、認知失調症など他の用語を提案している。

認知障害　記憶・集中・思考・判断・言語表現など、情報処理や問題解決に関わる機能に障害が起こる状態。この語は痴呆に代わる用語として有力候補の一つであったが、精神医学の領域ですでにこの意味で使われていたため、見送られた。

軽度認知機能障害　軽度の認知障害は認められるものの生活はおおむね自立している状態。認知症の前駆段階であることが多い。

熱中症

> 高温多湿の環境下における運動や労働の結果、体内の水分や塩分のバランスが崩壊し、また調節機能が破綻することによって発症する、全身性の障害。

　ヒトの体温は効率的な調節機能により、周囲の温度変化にかかわらず常時36～37℃前後に保たれている。この機能の破綻による熱産生と熱放出のバランス崩壊によって起こる一群の疾患を熱中症という。

　熱中症はその病態によっていくつかに下位分類されている。ICD-10 [1]では「第19章：損傷、中毒およびその他の外因の影響」の中に「熱および光線の作用」としてまとめられ、熱射病、熱失神、熱痙攣、熱疲労、熱性浮腫などが挙げられている。

　熱失神は末梢血管拡張により脳血流が低下して起こる意識喪失、**熱痙攣**は低ナトリウム血症による筋肉の痙攣、**熱疲労**は極度の脱水状態による全身倦怠感など、**熱射病**は脳内の体温調節機能の異常である。熱射病が最も重篤で、体温が40℃以上になり高度の意識障害を伴う（太陽光が原因の場合は**日射病**というが、発症機序が熱射病と同じであるため、熱射病に統一されつつある）。

　しかし、たとえば日射病を熱射病とは異なるとする見解もあるなど、わが国においても国際的にも、熱中症の分類やその用語に関しては少なからぬ混乱がみられる。また、実際の症例では症状から明確に区別できないことが多い。そのため、日本神経救急学会は熱中症Ⅰ度（軽症：従来の熱失神と熱痙攣にほぼ相当）、Ⅱ度（中等症：従来の熱疲労にほぼ相当）、Ⅲ度（重症：従来の熱射病にほぼ相当）という分類を提唱し、他の関連学会や日本医師会、官公庁もこれを採用している。このため熱中症以外の語はしだいに使われなくなっている。

第1部

発達障害

> 先天的な脳機能障害または疾患・外傷などにより、幼少期からの行動や学習、情緒や認知の発達に遅れや偏りを生じ、日常生活に支障をきたす障害の総称。精神疾患に含まれる。

　発達とは成長に伴い身体・器官の機能が向上すること。発達障害は、中枢神経系の発達異常により、精神面、運動面における発達の遅れ、偏り、歪みといった問題が低年齢で現れるものを指す。精神遅滞(知的障害)、**広汎性発達障害**、注意欠陥・多動性障害(ADHD)、学習障害、運動能力障害などがある。

　このうち広汎性発達障害は、社会性・コミュニケーション能力の発達に著しい遅れと歪みを示す発達障害で、**自閉症**(自閉性障害)、レット症候群(レット障害)、小児期崩壊性障害、**アスペルガー症候群**(アスペルガー障害)などが含まれる。①対人関係が薄く社会性が乏しい、②コミュニケーションの障害がある、③興味・活動が限られ強いこだわりがある、などの特徴を有する。自閉症は、①〜③の症状があり、知能は正常から重度知的障害を伴うもの。アスペルガー症候群は②の症状がないか、または目立たず、言葉と知能の遅れを伴わないもの(高機能自閉症との異同については議論がある)。

　発達障害は従来、広汎性発達障害と特異的発達障害に二分されていたが、概念の整理が行われつつある。DSM-IV-TR[1]では「1. 通常、幼児期、小児期、または青年期に初めて診断される障害」が発達障害にほぼ該当する。ICD-10[1]では分類と診断基準が若干異なる。

　わが国の「発達障害者支援法」(2004年)による定義は精神遅滞を伴わないものを指すと考えられる。

◆**よくある間違い**　精神遅滞(知的障害)を伴わない発達障害を**軽度発達障害**と呼ぶことがあるが、これは俗称で、ICD-10にもDSM-IV-TRにも記載されていない。

非定型うつ病

> 状況に反応して気分が変動しやすく、また食欲や体重の増加、過眠、手足の強い麻痺などを特徴とする、典型的なうつ病とは異なるうつ病。

　精神疾患の病型分類は近年、原因による分類から症状と経過に基づく分類へと大きく変わってきた。それを明確に示したのが米国精神医学会のDSM[1]で、うつ病はその典型例である。

　DSM-IV-TRではうつ病は「うつ病性障害」で、気分障害の一つとされている。そして、これらの気分障害の一部が診断され、所定の条件を満たし、いくつかの特徴がみられた場合に、「非定型の特徴を伴うもの」と特定できるとされている（「非定型うつ病（性障害）」という診断名は記載されていない）。

　非定型うつ病は近年、若い世代、特に女性を中心に増加しているといわれている。そのため、他のいくつかのタイプのうつ病といっしょにして**「新型うつ病」**などとも呼ばれるが、非定型うつ病の概念は半世紀も昔からある。しかし、境界型パーソナリティ障害との異同が問題にされるなど、概念の整理は未だ十分ではない。

DSM-IV-TRによる気分障害の分類
気分障害
　うつ病性障害
　　大うつ病性障害
　　気分変調性障害
　双極性障害
　　双極Ⅰ型障害
　　双極Ⅱ型障害
　他の気分障害

非定型の特徴
楽しい出来事に反応して気分が明るくなる（気分の反応性）
著明な体重増加または食欲増加
過眠
鉛様の麻痺（手足の重い、鉛のような感覚）
対人関係の拒絶に敏感
（詳細はDSM-IV-TRを参照のこと）

第1部

メタボリックシンドローム

> 内臓脂肪型肥満に高血糖・高血圧・脂質異常のうちのいくつかを合併して、動脈硬化性疾患の危険因子が集積した状態。メタボリック症候群、代謝症候群ともいう。

　肥満、高血糖、高血圧、脂質異常などの生活習慣に関連する病態は、たとえそれぞれがまだ疾患予備群の段階であっても、集積すると動脈硬化を促進し、脳心血管疾患への重大な危険因子となる。

　そして、これらの病態は偶然に共存するのではなく、何らかの共通の基盤に基づくと考えられている。当初から**インスリン抵抗性**がその基盤であるとの考えが主流で、インスリン抵抗性症候群、さらには**シンドロームX**、**死の四重奏**（しのしじゅうそう）、**マルチプルリスクファクター症候群**などの名称が提唱されたが、1999年WHOによりメタボリックシンドロームの名称と診断基準が公表され、概念として広く普及した。

　しかしながら、構成要素に何を含めるか、そのうち何を重視するかなど、現在のところ診断基準は各国各様で、国際学会もそれぞれ独自の基準を発表しており、規範となるような統一基準の確立には至っていない。また、この概念自体に対する科学的・臨床的観点からの批判もある。

　わが国では欧米諸国と比べて肥満が重視され、内臓への脂肪蓄積を基礎に糖代謝異常から始まり他の病態が連鎖的に生起するとの概念から、診断基準に腹囲が含まれ、また**内臓脂肪症候群**の名称も提唱されている。特定健康診査[46]はメタボリックシンドロームの早期発見が主要目的である。

インスリン抵抗性　インスリンは正常に分泌され血中に十分に存在しているが、標的組織でその作用が十分に発現しない状態。

ロコモティブシンドローム

> 運動器の疾患や加齢に伴う運動器機能不全による、要介護の状態や要介護となるリスクの高い状態。運動器症候群ともいう。

　わが国が高齢社会を迎えて、**運動器**(locomotive organ)に障害をもつ人口が増え、従来の対策の延長では不十分であるとの認識から、日本整形外科学会が2007年に提唱した概念である。運動器とは骨と関節軟骨、それらを動かす筋肉や靱帯、感覚神経・運動神経などの機能的連合で、身体の随意運動を可能にする。

　運動器の障害の原因は大きく分けて、①運動器自体の疾患と、②加齢による運動器機能不全である。①は変形性膝関節症、骨粗鬆症[8]、変形性脊椎症、脊椎管狭窄症、関節リウマチなどで、②は筋力低下、持久力低下、反応時間延長、運動速度の低下、巧緻性低下、バランス能力低下などとなって表れる。

　ロコモティブシンドロームは**運動器不安定症**よりも広い概念で、メタボリックシンドローム[20]や認知症[16]とともに、高齢者における健康寿命の短縮や、寝たきり・要介護状態の3大要因の一つとなっている。特に要介護の原因疾患としては、年齢が高くなればなるほど、脳血管障害よりも関節疾患や脊髄損傷、骨折などの比重が高くなるので、ロコモティブシンドロームの予防と早期発見・早期介入のための体制づくりが差し迫った課題とされている。

運動器不安定症　運動器の疾患による歩行障害の一つで、診断基準は、①運動機能低下をきたす疾患(またはその既往)の存在、②日常生活自立度判定がランクJまたはA、③運動機能評価テストの項目を満たすこと。

第2部

EBM

> evidence-based medicine（根拠に基づく医療）の略。臨床研究の結果などから得られる科学的で客観的な証拠やそれに基づく判断を重視して行う医療。

　かつて治療は、医学の理論に則しながらも、個別の臨床経験や経験豊富な専門医の意見に頼ることが多く、権威ある専門家の治療方針がそのまま治療指針として広く受け入れられていた。しかし、治療の選択肢が増え、それらに関する情報量も膨大になってくると、それぞれの治療法に対するより公正で客観的な評価が求められるようになった。

　根拠に基づく医療の「根拠evidence」は、科学的に計画された臨床研究[27]の結果の統計学的解釈として学術誌などに公表されたものであり、それらの「証拠evidence」を吟味して、個々の患者の状況を考慮しつつ適用することがEBMである。

　臨床研究の方法論が整備されて多くの研究が行われ、その結果が広く浸透するようになったことが、これを可能にしたといえる。とはいえ実際の臨床では、多くのエビデンスを系統的かつ批判的に吟味して作成された**診療ガイドライン**[44]を参照して判断するというのが、現実的なやり方である。

　EBMの推進に関して、国際的には**コクラン共同計画**の活動が大きく貢献している。わが国では厚生労働省が1999年度から診療ガイドラインの整備を進めており、各学会主導のものも含め、多くのガイドラインが作成されている。

　EBMに対峙する、あるいはそれを補う概念として、**NBM**[49]（narrative based medicine）が提唱されている。また遺伝子情報に基づく個別化医療（オーダーメード医療[32]）もEBMを補完するものと考えられる。

コクラン共同計画　1992年に英国で始まり、現在国際的に展開しているプロジェクトで、世界中の臨床研究報告の系統的・批判的なレビューを行い、その結果を公表している。

IPA

> icosapentaenoic acid（イコサペンタエン酸）の略。必須脂肪酸の一つであるα-リノレン酸から体内で合成される多価不飽和脂肪酸で、血液の粘稠度を低下させる作用がある。

　一般に**エイコサペンタエン酸（EPA）**と呼ばれる物質は、国際一般名がicosapentaenoic acidであるため、わが国でも「イコサペンタエン酸」と表記されることが多くなってきた。

　脂肪酸は、中性脂肪（いわゆる脂肪）や複合脂質に結合しており、その構造は炭素鎖が連なるカルボン酸である。不飽和結合（二重結合または三重結合）のない飽和脂肪酸、不飽和結合が1つの一価不飽和脂肪酸、不飽和結合が2つ以上の**多価不飽和脂肪酸**に分類される。不飽和脂肪酸は炭素原子数と不飽和結合の数に基づいて命名され、IPAは炭素原子が20（icosa）で、5つ（penta）の二重結合（en）がある。また不飽和脂肪酸はメチル基側からみて最初の不飽和結合があるまでの炭素の数によりグループ化され、IPAはn-3系（またはω3系）と呼ばれる。

　IPAは血小板凝集抑制、LDLコレステロール抑制、アレルギー性炎症抑制などの作用があり、類似の作用をもつ**DHA（ドコサヘキサエン酸）**とともに、青魚に多く含まれる。

　IPAのエチルエステル化合物は薬物として用いられ、一般名がイコサペント酸エチルで、脂質異常改善効果、閉塞性動脈硬化症に伴う潰瘍・疼痛および冷感の改善効果がある。

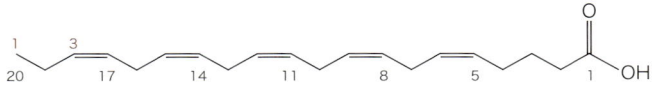

IPAには二重結合が5つあり、メチル基側から数えて3番目の炭素原子に最初の二重結合がある。

MRSA

methicillin-resistant Staphylococcus aureus（メチシリン耐性黄色ブドウ球菌）の略。黄色ブドウ球菌のうち、特効薬であったメチシリンに対する耐性を獲得した菌株。

　ヒトの身体に存在する細菌のうち、多くの人に共通にみられ、通常は病原性をもたないものを常在菌という。常在菌などの平素は無害な微生物でも、病気・外傷やその治療のために免疫力が低下した宿主では日和見感染症[30]を引き起こす。黄色ブドウ球菌はヒトの体表面や鼻咽腔などに生息する常在菌であるが、健康な人でも体内に入り込むと肺炎や大腸炎などの原因となることがある。また、食物を介して食中毒の原因ともなる。

　黄色ブドウ球菌による感染症にはかつてペニシリンが頻用されたが、これに対して薬物耐性（遺伝子変異により獲得された、特定の薬物に対する抵抗力）をもつ株が出現したため、それに対する特効薬としてメチシリンが開発された。しかし、数年後にはこれに対しても耐性株が出現した。これがMRSAである。メチシリンは現在使用されていないが、MRSAはメチシリン以外の多くの抗菌薬[47]に耐性をもち、院内感染[30]、特に日和見感染症の原因として最も重要なものの一つである。

　このような耐性菌出現の主な原因は、医療現場における抗菌薬の乱用であるといわれている。MRSAに対しては現在バンコマイシンなど数種の抗菌薬が使用されているが、すでにバンコマイシン耐性黄色ブドウ球菌（VRSA）も出現している。

　また近年ではMRSAが病院内から街中へと広がっている。この市中型MRSAにはミノサイクリンやクリンダマイシンなどが有効である。

　MRSAやVRSA以外の問題となっている薬物耐性菌には、バンコマイシン耐性腸球菌（VRE）、多剤耐性緑膿菌（MDRP）、ペニシリン耐性肺炎球菌（PRSP）などがある。

PET

positron emission (computed) tomography（陽電子放出型コンピューター断層撮影法）の略。陽電子検出を利用して生体の機能や代謝状態を観察するコンピューター断層撮影法。

　PETは **SPECT**（single photon emission computed tomography: 単光子放出コンピューター断層撮影法）などとともに核医学検査の一つ。核医学検査で用いられる画像は生体の生理的機能や代謝状態に関する情報を提供する。このような画像は機能画像と呼ばれる。

　PETとSPECTも広い意味での **CT**（computed tomography: コンピューター断層撮影法）であるが、通常のCT画像や **MRI**（magnetic resonance imaging: 磁気共鳴画像法）は解剖学的な情報に優れているため、形態画像と呼ばれる。

　CTは体外からX線を照射して観察するが、PETやSPECTでは微量の放射線を出す医薬品（放射性薬剤、トレーサー）を投与し、体内組織におけるその分布や集積、経時的変化を観察する。

　SPECTでは1方向の放射線を放出する放射性同位元素を用いるのに対し、PETでは2方向の放射線を同時に正反対の方向に放出する放射性同位元素（陽電子放出核種）を用いる。前者に対して後者は半減期がきわめて短い（2分〜110分）ため、製薬会社の工場から薬剤を病院まで輸送して使用することは原則的に不可能で、病院内に放射性薬剤をつくるための設備（サイクロトロンと自動合成装置）が必要である。一般的にPETはSPECTよりも高い解像度を有する。

　PETは主に脳機能の評価、悪性腫瘍[51]の診断に用いられている。脳機能の評価では糖代謝、血流、酸素代謝を測定する。悪性腫瘍の診断では糖代謝の亢進を検出するが、感度の悪い悪性腫瘍もあり、また腸管や炎症巣へのトレーサーの生理的蓄積、良性腫瘍などが偽陽性となることもある。

第2部

QOL

> quality of life（生活の質、生の質）の略。患者自身が自らの身体的、精神的、社会的状態にどれくらい満足しているかを表す概念。

　20世紀後半における医学・医療の進歩は悪性腫瘍[51]のような進行性疾患、長期の闘病を要する慢性疾患に対しても大きな成果をあげてきた。しかし、もはや回復の見込みが乏しいと思われるような状況では、治癒や延命を至上目的とした医療行為を続けることは、患者に対していたずらに大きな負担を強いることにもなる。このような背景から、残りの人生をどのように生きるかという患者自身の価値選択を尊重し、その実現を助ける医療、すなわち、生の質、生命の質をより高めるような医療を行うべきであるとの認識が生まれた。

　QOLはこのように、終末期に延命のみを目的とした医療行為を拒否して、より自然な死を迎えることを目指した**尊厳死**の考え方の中で確立された概念だが、今日では**生活の質**という、より広い意味に用いられ、あらゆる疾患・障害において、当事者の日常生活上の満足感や生き甲斐から生活環境や経済状態などまで含む概念となっている。

　しかし、医療の領域でQOLは通常、患者の健康状態に限定した**健康関連QOL**（HR-QOL）を指し、医療行為の目標や効果判定の指標として用いられる。**SF-36**がよく使用される。臨床研究[27]でも患者が自覚する治療効果、副作用[54]、コンプライアンス／アドヒアランス[49]、**ADL**（日常生活における活動性）などによりHR-QOLを評価する。

SF-36（MOS Short-Form 36-Item Health Survey）　特定の疾患に限定されない包括的QOLの評価尺度として国際的に普及している。身体機能、日常役割機能、身体の痛み、心の健康などの8領域からなり、質問票への回答を標準値と比較して評価する。

RCT

randomized controlled trial（ランダム化比較試験）の略。治療などの介入の効果を客観的に評価するため、被験者を処置群と対照群とにランダムに割り付けて結果を比較する臨床試験。

臨床研究には**観察研究・介入研究**・二次研究などがある。研究目的の積極的な介入を行わない観察研究に比べて、介入研究では因果（治療・指導などの介入とその結果の）関係を証明できるが、被験者の背景因子のバイアス（偏り）やプラセボ効果、先入観などによるバイアスを排除するための工夫が必要である。

介入研究のうち、被験者を対照群を含む複数の群に分け、各群に異なった介入を行って群間で結果を比較するのが**臨床試験**で、その際に被験者をランダムに割り付けるのがRCT。対照群を設けるのはプラセボ効果を排除するためで、ランダムな割り付けは被験者の背景因子のバイアスを避けるためである。

しかし、誰がどの群に割り付けられたかを被験者や観察者が知っていたのでは、治療効果やその評価に意識的・無意識的なバイアスがかかる。そこでRCTでは通常、盲検法が採用される。単盲検（または単純盲検、一重盲検）では、個々の被験者がどちらの群に属するかを被験者自身（または治療者）が知らされない。**二重盲検**では、割り付けを第三者機関が行うので、被験者に加えて治療者・評価者側もどのように割り付けられたかを知らされない。盲検法が採用されない試験を非盲検試験（またはオープン試験、オープンラベル試験）という。

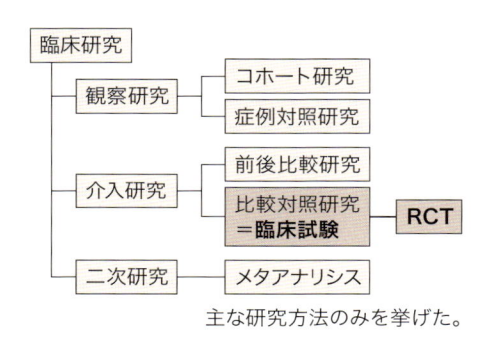

主な研究方法のみを挙げた。

第2部

遺伝子治療

> 何らかの方法で特定の遺伝子を患者の体外から細胞内に導入し、疾患や障害に関与している遺伝子の機能を抑制、あるいは補完・代用する治療法の総称。

　ある生物種の**ゲノム**の中で、各種の蛋白質合成の指令やその指令発動の制御など、何らかの機能を司る部分が**遺伝子**である。

　DNA上の塩基の欠損・過剰・置換により生じる異常遺伝子の一部は疾患の原因となる。また、正常細胞中の特定の遺伝子に異常が生じてその細胞が異常に増殖したのが腫瘍[51]である。遺伝子治療はこのような遺伝子の異常による疾患の治療手段として開発された。しかし、感染症などを除けば大部分の疾患には何らかの遺伝的要因が関与しているのであるから、遺伝子治療の対象はかなり広いと考えられ、実際に多くの疾患に対して研究が進められている。

　遺伝子治療では無害化したウイルスや細菌などを**ベクター**（DNA断片の運び屋）として用いるが、これを注射などにより患部に直接注入する方法と、患者自身から取り出した細胞にベクターを注入してから患者に戻す方法とがある。

　遺伝子治療の対象となる細胞は通常、体細胞のみであり、厚生労働省による「遺伝子治療臨床研究に関する指針」（2002年3月、2008年12月改正）でも生殖細胞や胚の遺伝子治療を禁じている。

ゲノム　細胞内のDNA（デオキシリボ核酸）に含まれる塩基配列の総体。ある生物個体では基本的にすべての細胞が同一のゲノムを有し、同一生物種内の個体間ではゲノムの相同性がきわめて高い。

遺伝子診断　DNA解析により遺伝子の変異・異常の有無とそのタイプを調べる。遺伝子治療のために行われる他に、将来の疾患の原因となりうる遺伝子の検出、さまざまな治療法の効果や予後[43]の予測、また、悪性腫瘍の治療においては治療後の腫瘍細胞の残存状況の把握などにも用いられる。

医薬分業

> 医療機関が外来患者に対して行う診療行為から、診察後の投薬（薬剤販売）の部分のみを切り離し、これを医療機関から独立した調剤薬局が、医療機関の発行した処方箋に基づいて行うこと。

　欧米諸国では数百年前から医薬分業が行われている。わが国では1874年に制定された「医制」などにより、調剤権は薬剤師の専権事項とされ、医師の薬剤販売が原則として禁じられたにもかかわらず、さまざまな理由から医薬分業は定着せず、1970年頃まで患者を診療した医療機関が調剤・投薬も行う**院内処方**がふつうであった。「医制」から約100年後、法的整備と厚生省の指導により、院内処方から**院外処方**へ、すなわち医薬分業へと切り替える医療機関がしだいに増え、今日では院外処方は全国平均で50％を超えている（日本薬剤師会の調査）。

　医薬分業制度では、患者は医療機関の外来で受診後、内服薬や外用薬などに対する院外処方箋を受け取り、「保険調剤」などと表示した薬局へ行ってその処方箋を提示し、投薬を受ける。

　医薬分業の最大の目的は、医薬品に関する安全性の向上であるといわれる。しかし、そのためには患者の「かかりつけ薬局」が、その患者の薬物治療の記録である**薬歴管理**を中心としたきめ細かい情報管理と、適切な服薬指導を行う必要があるが、現状ではこれらが十分に行われていないとの指摘がある。

　医薬分業にはその他に、患者にとっては処方内容のオープン化、調剤待ち時間の減少、医療機関にとっては作業量と人件費の節減、在庫管理の負担軽減などの利点があるとされる。一方、患者にとって時間的・物理的・経済的負担が増え、医療機関にとっては薬に関する情報を得にくい、などの問題も指摘されている。また、医療機関が院外処方箋を発行できない場合や院内処方のほうが望ましい場合もあるため、将来も院外処方が100％になるとは考えられていない。

第2部

院内感染

医療機関内で新たに細菌やウイルスなどの病原体に感染すること。病院感染、病院内感染、医療施設内感染、施設内感染ともいう。

　病医院内で起こる感染はすべて院内感染・病院感染といえるが、ふつうは入院患者や院内医療従事者が感染し、それにより感染症を発症した場合をいう。**施設内感染**の語は養護施設・介護施設などで発生した場合を指すこともあり、またこれら施設と医療施設を併せた全体の場合を指すこともある。院内感染・施設内感染に対してこれら以外の場所での感染は、家や他の建物の中での感染も含めて、**市中感染**という。

　院内感染は感染経路をほとんど問わないので、患者との接触の他に、患者以外の人、動物、医療機材、食品、空気、水なども含まれる。入院中に感染しても発症せず、潜伏期間中に退院し、退院後に発症した場合も院内感染だが、逆に病院外で感染して入院後に発症した場合は院内感染に含めない。

　針刺し事故などによる血液を介したHIV感染なども院内感染であるが、院内感染・施設内感染が大きな問題となるのは同時に多くの感染者がでる場合である。その原因は、病院内の細菌やウイルスの中には薬物耐性[24]を獲得し病原性の強くなったものが多いことと、入院患者や施設入所者は感染抵抗力が低下している（易感染宿主）ため**日和見感染症**を起こしやすいことである。

日和見感染症　細菌やウイルスなどの微生物の多くは、ヒトの体内に存在するものも含めて、健康なヒトに感染しても病原性を示さず、感染症を引き起こすことはない。このような微生物がヒトに感染することを日和見感染というが、日和見感染の語はそれにより発症した感染症（すなわち日和見感染症）の意味で用いられることが多い。

インフォームドコンセント

検査や治療などの医療行為の実施および方法、また臨床研究への参加について、患者が医師から十分な説明を受け、内容を理解したうえで、自発的に同意または選択すること。

　かつて医療現場では、医師が示す治療方針に患者は無条件に従う傾向があった。しかし、患者の権利意識の高まり、医療の進歩による治療選択肢の多様化などを背景として、患者の理解と意思を尊重しない医療のあり方が批判され、患者が十分な説明を受けたうえで (informed)、それに同意する (consent) という、患者中心の医療が求められるようになった。informed consent を略して**IC**ともいう。**説明と同意**と訳されるが、**納得診療**という訳語案もある。

　わが国では1997年の「医療法」改正により、ICを得る努力が医師の義務とされた。意識のない状態で救急治療を受けるなどの緊急事態に備えての、心肺停止時の蘇生拒否や臓器提供などの意思表示カードも、ICとの関連で普及したと考えられる。

　ICを得るためには、正確な病名告知などの情報開示が欠かせないが、中には病態が末期であることを知りたくないという患者もおり、終末期医療の困難な問題の一つである。その他に説明すべき内容は、医療行為の予測される効果や利点、副作用や合併症、経済的負担、代替方法、同意をいつでも撤回できること、などである。ただし、医師が選択肢とは考えない治療法などについては、患者に説明する義務はなく、患者もその方法を医師に強制することはできない。

　同意は正式には文書への署名による。治験[39]をはじめ臨床研究[27]への参加者に対しては、研究全般に関するICを得なければならない。

　法的能力のない未成年者や認知症[16]患者、精神障害者などでは、本人からのICが困難または不可能なことがあり、代理人を立てざるを得ないが、その場合も本人に可能なかぎりの説明を行って賛意 (**インフォームドアセント**) を得ることが望ましいとされる。

第2部

オーダーメード医療

遺伝子に関する情報に基づいて、最も適した予防・治療を選択して行う医療。テーラーメード医療、個別化医療ともいう。

　ヒトのゲノム[28]が解読されると同時に、疾患や障害との関連では、その原因となる遺伝子異常のみならず、正常な遺伝子におけるわずかな個体間差異、すなわち**遺伝子多型**が注目されるようになった。

　従来も多くの疾患で、患者の年齢、性別、病歴、合併症、併存疾患、さらには環境や生活習慣などを考慮した治療が広く行われていた。しかし、これらの要因とは別に、たとえばある薬物の体内動態を左右する特定の遺伝子の変異が、その薬物の効果や副作用における個人差の大きな原因となることがわかってきた（**遺伝薬理学**）。このような情報を蓄積すれば、疾患を遺伝子型に従って細分化し、それぞれの型に最も適した方法を選択することにより、治療効果をより高めることができると考えられる。また、生活習慣病[13]では関連するいくつかの遺伝子の組合せの違いに基づいて、対象者を絞ったより的確な予防的介入が可能になると考えられる。

　一方、体細胞の遺伝子が後天的に変異すると、悪性腫瘍[51]の発症、増殖の原因となるが、その変異の型により、腫瘍細胞の薬物感受性や副作用の程度が異なることもわかってきた。また、感染症では病原微生物の遺伝子変異も治療反応性の違いの原因となることがある。

　このように、疾患・障害の原因や治療に関連する遺伝子の情報に基づいて、個々の患者にとって最適の医療を行うオーダーメード医療（英語はtailor-made medicine）は、将来の医療の根幹になると期待される。

遺伝子多型　遺伝子を構成する塩基配列の一部がふつうと異なることを変異といい、変異個体の頻度がその生物種全体の1％以上の場合を遺伝子多型という。

バイオバンク　オーダーメード医療の研究を目的に大規模な遺伝子情報を集積する事業。わが国を含め世界各国で進められている。

クリニカルパス

主に入院による検査・治療に際して、その具体的処置や注意事項などを時間の流れに沿ってまとめた診療行程表。

クリニカルパス(**診療経路**)または**クリティカルパス**(最適・最短経路を意味する、元は産業界の用語)はふつう、医療処置の項目や患者の行為(準備、食事、排泄など)を縦軸に、時間経過を横軸にとった、計画表の形をしている。次のような目的で作成される。

①診療の標準化:各診療行為の標準的な手順を明確にすることにより、無駄を省き、医療の水準を高く維持することができる。②チーム医療の推進:医師と各職種のコメディカルスタッフが役割分担を明確にし、情報を共有することにより、スムーズな連携が可能になる。③患者側への情報提供:診療の流れを明確に示すことにより、患者の不安をより少なくできる。また、必要な準備や注意事項を徹底しやすい。

クリニカルパスは各医療機関が疾患別、医療行為(心臓カテーテル検査、胃切除術、血液透析導入など)別に作成する。多くの医療機関では医療スタッフ用と患者用を別々に用意している。

大腸内視鏡ポリープ切除術		様			
日付	~ / ( ) 外来~入院前	/ ( ) 入院日・手術前日	/ ( ) 手術当日、手術前	手術中	
食事	入院の2日前から、海藻やネギ、ゴボウなど、繊維質の多いものは食べないでください。	朝食は軽くすませてください。昼食と夕食は検査食を食べていただきます。	食事はできません。水・お茶は飲めます。	食事はできません。水・お茶は飲めます。	食事はできて検査終了で水・お茶
お薬	血液を固まりにくくする薬(抗凝固剤)を内服している方は入院の1週間前から中止してください。それ以外の薬は内服できます。	抗凝固剤以外は内服してください。内服している薬をすべて持参してください。	朝9時に ( )を 内服してください。	なし	看護師が薬について明します
清潔	入浴できます。		入浴できません。		入浴でき点滴中はます。
活動	特に制限はありません。	特に制限はありませんが、外出には許可が必要です。	特に制限はありません。内視鏡室まで歩いてきてください。	看護師がお迎えに来るまでお待ちください。	車椅子でトイレはそれ以外

地域連携クリニカルパス 地域内の複数の医療機関が共同で作成する、医療連携のためのクリニカルパス。手引き書やQ&A集などとセットになっていることがある。

第2部

ケアマネジャー

> 要介護者・要支援者と介護サービス提供者を仲介するため、介護保険法で定められた専門職。介護支援専門員の通称。

　介護支援専門員は各種介護サービス提供者（介護支援事業所、介護福祉施設など）に所属・勤務し、要介護者などからの相談に応じて、適切な居宅サービスまたは施設サービスを受けられるように、自治体やサービス提供者などとの連絡調整を行う者で、2000年4月に施行された**介護保険法**第79条第2項2号で規定された。厚生労働省では「ケアマネージャー」ではなく「ケアマネジャー」と表記している。
　業務は**要介護認定**のための訪問調査から始まり、介護サービス計画（通称ケアプラン）の作成、要介護者への情報提供やサービス提供者との交渉などである。
　資格要件は、医師・保健師・看護師・社会福祉士・介護福祉士などの定められた資格を有しているか、5年以上の実務経験を有する者が都道府県の実施する介護支援専門員実務研修を修了することとされている。国家資格ではない。
　なお、ケアマネジャーの語源である英国の care manager は公務員であり、むしろ行政の立場からマネジメントを行う点で、わが国のケアマネジャーとは異なる。

要介護認定　介護保険の利用に先立ち、介護が必要な状態であることを公的に認定する手続き。流れは、申請（市町村または特別区の介護保険担当窓口）→ 認定調査（自宅あるいは入院先などに調査員を派遣）と同時に、主治医に意見書作成依頼 → 一次判定 → 認定審査会（医師を含む5名以上の合議体）で一次判定・意見書・訪問調査書により総合的に勘案 → 二次判定（要介護度および認定期間を確定）→ 被保険者に結果通知。

混合診療

> 個々の患者に対する一連の医療行為において、保険給付の対象となる医療行為を保険診療で行い、それ以外の医療行為を保険外診療で行うこと。

現在わが国の公的医療保険制度では、医療機関が健康保険の適用範囲外の診療費などを徴収する場合には、保険診療部分を含めて、一連の医療行為のすべてに関する費用が保険外診療（**自由診療**）扱いで、全額患者負担となる。すなわち、保険診療と自由診療の併用は原則として認められていない。

混合診療を認めない理由として、解禁された場合、①患者の支払い能力の格差が医療内容の格差をもたらす、②安全性が確立されていない医療が横行する、③保険診療が低い水準に固定される、④不当な患者負担を増大させる、⑤医療資源の配分効率を低下させる、といった懸念が挙げられている。

従来も例外として、臓器移植などの**高度先進医療**や差額室料などの選定医療が特定療養費制度で認められていた。厚生労働省はこれを順次拡充する方針で、2006年には特定療養費制度を廃止して新たに**保険外併用療養費制度**を発足させた。そして、先進技術や国内未承認薬など保険導入のための評価を行うものを評価療養、差額室料など保険導入を前提としないものを選定療養とした。

なお、歯科診療では1976（昭和51）年の厚生省歯科管理官通知により、歯冠修復と欠損補綴に限って混合診療が認められている。

高度先進医療 大学病院などで実施される先端的医療のうち、厚生労働省の承認を受けたもの。一般に普及はしていないが、有効性[57]と安全性は確立されている。保険外併用療養費制度ではそれほど高度でないものも含めて**先進医療**として規定し直された。

第2部

再生医療

機能低下や機能不全に陥った組織・臓器に対し、細胞の再生能を用いることにより、それらの組織・臓器の機能を再生させる医療。

再生とは、損傷したり失われたりした生体組織の一部が、残りの組織の増殖により復元される現象。ヒト組織の多くにおいて再生能は限られたもので、特に胎児期に形成される組織が欠損した場合、通常は完全な再生、機能回復は望めない。このような再生・機能回復を可能にする方法の研究が**再生医学**（英語ではtissue engineering: **組織工学**）で、その研究成果の臨床応用が**再生医療**である。

臓器移植や人工臓器の利用、従来の細胞移植も広い意味では再生医療だが、これらは現在さまざまな困難を伴うことから、クローニング、臓器培養、多能性幹細胞の利用、自己組織誘導などを用いる狭義の再生医療が注目されている。

現在の再生医療の中心は自己細胞や他人の細胞を用いる**細胞移植**の応用であり、最近では特に**多能性幹細胞**を利用する試みが多く行われている。**ES細胞**（胚性幹細胞）は授精した胚（受精卵）から取り出すときに、生命誕生の可能性を奪うという倫理的な問題が指摘されている。それを払拭するものとして期待されるのが、体細胞に数種類の遺伝子を導入することにより作り出された**iPS細胞**（人工多能性幹細胞）で、ES細胞で問題となる免疫拒絶も回避できる。

多能性幹細胞　個体を形成するすべての細胞に分化する能力をもつ、自己複製可能な幹細胞。ES細胞、胚性生殖細胞、胚性癌細胞などを含む。

ジェネリック医薬品

製薬会社が開発・製造した医薬品の独占的販売期間が満了した後に、同じ有効成分を使用して他の製薬会社が製造販売する、後発医薬品のこと。

医薬品は候補物質の探査・発見から十数年という長い年月と巨額の費用をかけて開発される。製造承認後は特許権で守られ、他の製薬会社は同じ有効成分による薬剤を製造販売できない。この独占期間の満了後は、有効成分がこれと同じで効能・効果、用法・用量も同等の薬剤を、厚生労働省による審査・認可を得て、他社が製造販売することができる。これを**後発医薬品**または後発品という(俗称で「ゾロ品」とも)。

したがって後発医薬品は、先発医薬品と一般名が同じであるが、商品名が異なる。英米では後発品が、商品名ではなく有効成分の一般名(generic name)で処方されることが多いため、generic drugと呼ばれる。わが国でも近年ジェネリック医薬品と呼ばれるようになったが、厚生労働省では「後発医薬品」「後発医薬品(ジェネリック医薬品)」と表記している。

新薬(先発品)に比べて研究開発費を大幅に節約できるので、薬価は新薬の場合の半分程度に設定される。厚生労働省は医療用医薬品における後発医薬品の普及を推進し、2008年からは**代替調剤**が可能となった。

後発医薬品の有効性[57]と安全性は先発医薬品と同等とみなされるが、有効成分以外の補助物質が先発品と異なる場合もある。

なお、同一の医薬品を複数の製薬・販売会社が別々の商品名で販売する場合は**併売(品)**といい、後発品とは区別される。

代替調剤 医療機関が発行した処方箋の「後発医薬品への変更不可」欄に医師の署名・捺印がなければ、その処方箋を受け取った薬剤師の判断で同等の他剤(先発品、併売品、後発品)に変更できる制度。

バイオ後発医薬品(バイオシミラー、ジェネリック生物製剤) 特許切れのバイオ技術を用いた生物由来のバイオ医薬品の後発品で、化学合成医薬品の場合と区別・規制され、承認に一定の治験[39]データが必要である。

第2部

代替医療

伝統医学、民間療法など、現代西洋医学の基準では科学的検証を受けていないと考えられているさまざまな医学・医療体系の総称。補完医療、補完代替医療ともいう。多くは健康保険の適用外。

　代替医療に対するのが通常医療で、一般の病院や診療所において健康保険の範囲で受けることができる。これは現代西洋医学・医療の中で、科学的根拠[22]（エビデンス）がほぼ確立された部分と考えられる。通常医療をこのように狭くとると、保険適用外である最先端の治療法や特殊な診断法、稀少医薬品なども代替医療ということになる。

　しかし今日、一般的には代替医療は非西洋医学的医療の総称で、特に西洋医学的なアプローチでは根治が難しい疾患に対する代替手段ととらえられている。具体的には中国医学、インド医学、わが国の漢方医学などのいわゆる**伝統医学・伝統的医療**、ホメオパシー、アロマテラピー、カイロプラクティック、温泉療法、催眠療法、音楽療法などの**民間療法**、栄養補助食品（サプリメント）の摂取などを指している。代替医療の多くに共通する考え方の特徴として全身的（ホリスティック）視点、自然治癒力重視があるが、実際にこれらは西洋医学の分析的手法になじみにくい。

　とはいえ、通常医療と代替医療の境界は必ずしも明確ではなく、西洋医学の側も代替医療に少なからず関心を抱いており、少なくともその一部には何らかの科学的根拠がある可能性が考えられている。実際に一部の代替医療は多くの国で西洋医学的手法による検証を受け、公的医療保険が適用されているものもある。特に日本、米国、英国で研究と実践が盛んである。コンソート声明[1]には中国の伝統医学を対象としたものもある。

治験

> 医薬品や医療機器などの製造、輸入、適応変更などに関して、国の承認を得るのに必要な臨床データを得るために行われる臨床試験。

　医薬品や医療機器の**有効性**[57]と**安全性**は、厳密な科学的方法を用いた**臨床試験**[27]によって確認されなければならない。わが国で医薬品、医療機器の新規の製造、輸入、適応拡大などの承認事項変更について厚生労働省の承認を得るためには、「薬事法」とGCP[1]で定められた、表に示す5段階の試験が必要である。

　このうち、臨床第Ⅰ相～第Ⅲ相試験をまとめて治験といい、第Ⅳ相試験は治験に含まれない。また、すでに臨床に用いられている治療手段についても、他の手段との詳細な比較や対象を絞った検討など、その有用性[57]をより明確にするためにさまざまな臨床試験が行われるが、これらも治験ではない。

　治験の実施に際してはGCPに基づいて治験事務局が設置され、治験審査委員会の承認を得た治験責任医師、治験分担医師、治験協力者が従事する。

医薬品、医療機器の承認に必要な試験
非臨床試験（前臨床試験）
　動物実験により有効性と安全性を確認
臨床第Ⅰ相試験（臨床薬理試験）
　健常人志願者で安全性や体内動態を評価
臨床第Ⅱ相試験（探索的試験）
　比較的軽症の少数の患者で用量・用法を検討
臨床第Ⅲ相試験（検証的試験）
　多くの患者で有効性と安全性を確認
　ふつうRCT[27]で行う
臨床第Ⅳ相試験（製造販売後臨床試験）
　承認後の承認適応に関するすべての臨床試験

◆よくある間違い　治験は必ず臨床試験であるから、「臨床治験」という表現はしない。

分子標的治療

疾患に関与する体内の特定の分子を標的とし、薬物などでその機能を抑制することにより、特異性の高い効果をねらう治療法。

　従来の抗悪性腫瘍薬の中心を占める化学療法薬は、細胞傷害性（殺細胞性）で、腫瘍[51]細胞を殺すと同時にその周囲の正常細胞も攻撃し、これが有害反応[54]の大きな原因となる。したがって、腫瘍細胞にのみ過剰に発現している分子や、腫瘍細胞の増殖・転移などに関与している分子を解明できれば、腫瘍細胞のみを殺す、有害反応の少ない抗悪性腫瘍薬が可能になるだろう。

　このような考え方の下に開発されたのが**分子標的薬**である。もちろん従来の薬物の多くも、作用機序の研究により何らかの標的分子が明らかにされているが、分子標的薬は初めから標的分子を定めて開発するため、高い特異性が期待できる。

　分子標的薬の多くは抗悪性腫瘍薬で、チロシンキナーゼなどを阻害する小分子化合物である。一方、関節リウマチ、炎症性腸疾患などの炎症性疾患を対象とする分子標的薬もあり、これらの場合は**モノクローナル抗体**を用いることから**抗体療法**とも呼ばれる。ただし、これらの抗体分子はサイトカインなどに対する抗体であり、炎症細胞に特異的ではない。

　大きな期待とともに開発が進められた分子標的薬だが、臨床応用が始まると想定外のさまざまな有害反応も認められており、必ずしも理論どおりにはいかない。開発の手順や臨床的評価の基準などは従来の薬物と同様、慎重に検討されるべきである。

モノクローナル抗体　単一の（モノ）抗体産生細胞に由来するクローンから得られた、均一な抗体（免疫グロブリン）分子。抗原のもつ多くのエピトープ（抗原決定基）のうち1種類のみに反応する。

リモデリング

> 組織の一部が正常または異常な新しい組織により置換される現象。正常な組織修復過程、不完全な修復過程や病理的異常の形成過程など、具体的には部位により異なる過程を示す。

　リモデリング (remodeling) は元来、建築物の増改築工事を意味するが、医学においても組織再構築の意味でこの言葉が使用され始めた。以下の例のように、研究・診療領域により意味する現象が異なる。

　骨のリモデリング：成長した骨の組織レベルで、破骨細胞により古い骨が吸収され、その後、骨芽細胞による骨基質形成とミネラル化が起こる、正常な過程。リモデリングにより骨質が維持される。

　気道のリモデリング：気管支喘息などで気管支の慢性的な炎症が持続した場合に、気管支粘膜が線維質で置換される不完全な修復過程で、喘息の慢性化・難治化を招く。

　血管のリモデリング：血管壁を構成する各種細胞やそれに接着する細胞群が相互作用し、血管壁の恒常性を保つための構造が変化する過程。動脈硬化など臨床的に重要な病態の形成に直接関連する。

　心筋のリモデリング：器質的心疾患により心筋障害、さらには心肥大や過剰な線維化(線維芽細胞の集結・増殖による修復)が生じる過程。不整脈に関連して、心筋の電気生理学的な変化の場合は**電気的リモデリング**といい、その長期化による構造的(器質的)リモデリングと区別している。

◆**よくある間違い**　骨の**モデリング** (modeling) は、主に成長期の骨格で新たな部位に骨を形成する機構で、骨吸収と骨形成の部位が異なり、リモデリングのようには相互に連関しない。

第3部

アレルギー／アトピー

> アレルギーは特定の抗原に対する過剰な免疫反応によって起こる全身的または局所的な病態。アトピーは種々の環境抗原に対してⅠ型アレルギー反応を起こしやすい体質。

　生体は複雑な免疫機構を発達させ、微生物やさまざまな有害物質の侵入に備えている。抗原抗体反応を中心とするその仕組はきわめて精妙で、何重にも調節機構が用意されているが、ときには調節機構の変調などにより、本来は反応する必要のない、ほとんど無害な外来物質に対しても過剰に反応してしまうことがある。

　一般に外来の物質や刺激に対する過剰な反応により生体に不利益が生じることを**過敏症**という。このうち、上記のような免疫反応に基づくもの、すなわち免疫過敏症をアレルギーという。アレルギーはそれぞれが特定の抗原物質（**アレルゲン**）に対する特異的な抗体の反応による現象であり、したがって「～に対するアレルギー」といういい方をする。

　アレルギーはその発症機序から、Ⅰ型～Ⅴ型に分類される。単に「アレルギー」というとふつうは**Ⅰ型アレルギー**を指し、これによる疾患はじん麻疹、食物アレルギー、花粉症、アレルギー性鼻炎、気管支喘息（アトピー型）、アトピー性皮膚炎といった有病率[58]の高いものが多い。

　アトピーとは、さまざまなアレルゲンに対してIgE抗体を産生しやすい体質、つまりⅠ型アレルギー反応を起こしやすい素因のこと（したがって「～に対するアトピー」とはいわない）。**アトピー性皮膚炎**を指して単にアトピーと呼ぶことが多いが、Ⅰ型アレルギーによる疾患＝アトピー性疾患と考えてよい。

アレルギーの5つの型
Ⅰ型（即時型）アレルギー 　免疫グロブリンIgEによる
Ⅱ型アレルギー 　免疫グロブリンIgGによる
Ⅲ型アレルギー 　抗原-抗体の免疫複合体による
Ⅳ型（遅延型）アレルギー 　Tリンパ球による
Ⅴ型アレルギー 　受容体に対する自己抗体産生による

エンドポイント／アウトカム

> エンドポイントは臨床研究で検討される評価項目。アウトカムは転帰で、臨床研究で使われる場合は観察されるさまざまな結果や影響を表すが、エンドポイントと同義で使われることもある。

アウトカムは一般的には結果、帰結を意味する。医学・医療において**転帰**という場合は、その患者の最終的な、または現時点での (たとえば診断書作成時の) 状態で、「治癒」「治療継続」「死亡」などと記載する。エンドポイントは、一般的にはある変化がある経過を経て終結状態となった点を指し、さまざまな領域で用いられる。

被験者に対して治療や指導を行う介入研究[27]では、介入の影響としてさまざまな種類の結果 (アウトカム) が得られると予想される。それらの中から、その研究の目的に合致し、客観的な評価が可能であるものを選ぶことにより、介入の有効性[57]や安全性を評価する。研究の実施計画において定められたこのような**評価項目**が、その研究のエンドポイントとなる。また、たとえばQOLの変化に対する血圧値や血糖値のように、本来評価すべき真のエンドポイントが測定困難である場合にその代用として採用されるものを、**代替 (サロゲート) エンドポイント**という。

しかし近年の臨床研究[27]では、アウトカムがエンドポイントの意味で使われることも多くなってきた。コンソート声明[1]ではもっぱらアウトカムを用いている

なお、エンドポイントは臨床試験の中止または終了となる基準の意味でも用いられる。また、アウトカムやエンドポイントが医療的介入の最終目標 (治癒・退院など) の意味で使われることもある。

予後　介入 (または非介入) の結果として予想される、将来の転帰。
イベント　病気の経過中に起こる大きな変化で、転帰とは異なる。ただし臨床試験では一般に死亡もイベントの一つとして、エンドポイントとされる。

第3部

ガイドライン／スタンダード

ガイドラインはある領域やテーマについて基本的な考え方やルールを集めた指針。スタンダードは診断や治療など具体的な行為や判断に際して、望ましい結果を得るための要件となる基準。

　一般的にガイドライン（**指針**）は、比較的大きなテーマについてさまざまな問題に関する勧告・推奨を網羅した包括的・体系的な文書が多い。これに対してスタンダード（**基準**）は、個別具体的な判断のための要件と簡単な説明のみからなる短い文書が多い。

　医学・医療の領域でもほぼ同様である（たとえばわが国の「臓器の移植に関する法律の運用に関する指針」と「脳死判定基準」）。米国国立科学アカデミーは**診療ガイドライン**を「医療者と患者が特定の臨床場面で適切な決断を下せるよう支援する目的で、体系的な方法に則って作成された文書」と定義している。このような診療ガイドラインの中で最も重要な部分が、たとえば「診断基準」や「治療開始基準」として定められることが多い。

　「ガイドライン中の各事項における勧告・推奨のうち、最もグレードの高いものがスタンダードである」という考え方があるが、これも上記の両者の区別に通じる。

　学会などは特定のテーマに関する見解の公表の意味で、**勧告**、**声明**なども用いることがあるが、ガイドラインやスタンダードとの区別は明確ではない。

　なお、ガイドラインやスタンダードには、国が定めるものと学会などが定めるものがある。国が定めたものの中には、たとえば「医薬品の臨床試験の実施の基準」（GCP[1]）のように法的拘束力をもつものもある。また、権威ある学会などのガイドラインやスタンダードに従わずに問題を起こした場合、法的制裁の根拠とされることもある。法的制裁はなくとも社会的に批判される可能性は常にある。

基準値／正常値

> 基準値は検査結果を評価するための指標。各個人が正常かどうかを必ず決定できるものではないので、正常値という言葉は適切ではない。

　基準値は正確には**基準範囲**(reference interval)という。健康と判断された人(基準個体)の検査結果の集合を母集団として、その平均値±2標準偏差(SD)の範囲が基準範囲とされる(米国臨床検査標準化委員会による定義)。normal value も基準値または正常値と訳されているが、検査結果が正規分布である場合、基準個体の約5％が必然的に基準値を外れる値を示すことから、正常値やその反対の**異常値**という表現が適切でないことがわかる。なお、基準個体から得られた個々の測定値、あるいはその平均値を基準値と呼ぶ場合もあるので、注意が必要である。

　検査結果の分布や検査の性質から、基準範囲の上限を設定する必要のない場合は分布の下側5％を除外した範囲、また下限の設定が必要ない場合は上側5％を除外した範囲が、それぞれ基準範囲となる。

カットオフ値(閾値)　特定の疾患に罹患しているかどうかを判別することを目的に、疾患群と非疾患群の検査値の分布を比較して設定される値。治療効果の判定や予後[43]の予測などでも同様に用いられる。

◆よくある間違い　診断やスクリーニング、健診／検診[46]などでカットオフ値を基準値と呼ぶのは、正しい用法ではない。

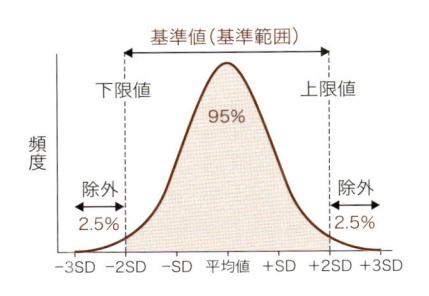

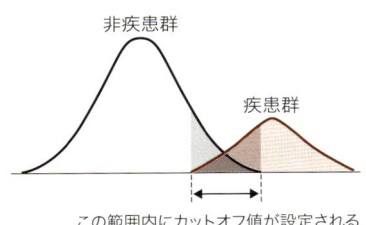

第3部

健診／検診

> 健診は健康診断または健康診査のことで、各種の検査により健康状態を総合的に評価することを目的とする。検診は特定の疾患の隠れた罹患者や予備群を発見することを目的とする。

　健診および検診は、国民の健康維持・増進を目的に、公衆衛生的な観点から規定された法律の下に義務づけられ、公的資金を使って実施されている場合が多い。

　健診＝**健康診断**が一般的であるが、法律では**健康診査**という言葉で規定されるものが多い。乳幼児期には母子保健法、学童期には学校保健安全法、職場では労働安全衛生法に基づき、各種の健診が行われている。老人保健法に基づき40歳以上を対象とする基本健康診査は、2008年度から健康増進法に基づく**特定健康診査**に移行した。

　検診は、小・中・高の第1学年次に学校で実施されている心臓検診や、市町村事業として実施されている各種のがん検診などがその例。実施項目や年齢の決定には、対象疾患の罹患率[58]や死亡率[58]、早期発見の有用性[57]、検査の安全性などが考慮される。

　これらの国や自治体が実施するものに対し、受診者の意志で任意に行われる健康診断には、診断書の発行を目的とするものや**人間ドック**などがある。

特定健康診査　生活習慣病[13]の予防が国民の健康確保と医療費の節減につながるとの観点から、従来の基本健康診査の内容を基本としつつ、メタボリックシンドローム[20]の診断基準に則した検査項目に変更された（通称、メタボ健診）。特定保健指導とセットで行われる。

人間ドック　全身の健康状態をチェックするために医療機関などが任意に提供するサービス。費用は自己負担だが、健康保険組合などの補助を受けられるものもある。

抗生物質／抗菌薬

抗感染症薬のうち、細菌細胞にのみ毒性を示すものを抗菌薬と呼ぶ。これは、微生物によってつくられる抗生物質を基にした抗生物質抗菌薬と、化学合成によってつくられた合成抗菌薬に分類される。

抗生物質は本来、微生物によってつくられ、他の微生物の発育や代謝を阻害する化学物質のことであるが、これを有効成分とする医薬品も抗生物質と呼ばれてきた（俗に抗生剤ともいう）。これら初期の抗生物質は、細菌に対して作用を示すものがほとんどだったため、抗生物質の語がそのまま抗菌薬を意味することにもなった。

その後、初めから化学的に合成された抗菌物質を基にした抗菌薬、すなわち**合成抗菌薬**が開発された。一般的にはこれも抗生物質と呼ばれているが、厳密には正しくない。

抗生物質の中には細菌以外に、真菌、ウイルス、腫瘍[51]細胞に対して毒性を示すものがあり、これらの物質による薬物はそれぞれ、**抗真菌薬**、**抗ウイルス薬**、抗腫瘍薬の一部である。

このように抗生物質はその物質の由来からみた呼び名であり、抗菌薬はその薬物を用いる対象に基づく命名である。したがって、抗生物質による医薬品には抗菌薬以外のものもあり、また抗菌薬の中には抗生物質によらないもの（合成抗菌薬）もある。

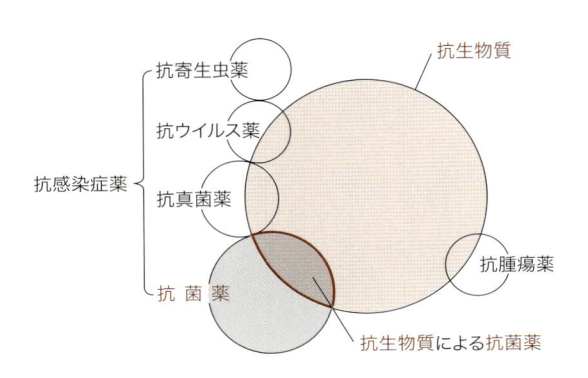

第3部

骨量／骨密度

> 骨は骨基質（コラーゲンなど）と骨塩（ヒドロキシアパタイト）から成り、骨量はそれらの総和の重量。骨密度は単位体積（または面積）あたりの骨塩量。

骨粗鬆症[8]は骨強度の低下を特徴とするが、骨強度のおよそ70％が骨密度により規定されると考えられている（残りの30％は骨質による）。したがって、骨粗鬆症の診断やスクリーニングでは骨密度が最も重視され、骨密度が若年成人の平均値（young adult mean: YAM）の何パーセントであるかによって、診断や判定が行われる。

骨量とは文字どおりには骨の全重量のことで、骨密度の本来の意味は単位体積あたりの骨量（bone density）である。しかし、全身はもとより、特定の部位・範囲についても、臨床で骨量（特に骨基質の量）を直接測定することは難しい。そこで、測定が容易な**骨塩**の量のみを測定し、その骨塩の密度（bone mineral density: BMD）をもって骨密度としている。すなわち、骨塩量を骨体積で割った値が骨密度値（単位：g/cm^3）として用いられている。測定機器の種類によっては、単位体積ではなく単位面積あたりの骨塩量で表示される（g/cm^2）。

骨粗鬆症の診断では各種の方法により骨密度が測定されるが、骨粗鬆症検診などのスクリーニングではより簡便で安全性に優れた定量的超音波測定法（quantitative ultrasound: QUS）が採用されることが多い。この方法では骨密度ではなく、骨強度を反映する超音波伝播速度（SOS）という指標などが得られる。通常は骨密度測定とQUS法によるSOS測定などをまとめて骨量測定といっている。

コンプライアンス／アドヒアランス

> コンプライアンスは患者が医師などの医療行為者から治療に関して指示されたとおりに実行すること。アドヒアランスは患者が自ら責任をもって主体的に治療法を守り実践すること。

コンプライアンスは主に外来での薬物治療において使われるが、医療機器を用いた治療、リハビリテーション、生活指導、禁煙指導などにおいても同じ意味で用いられる。

従来の服薬の概念は、医師や薬剤師の指示に対して患者はただそれに従い順守するというもので、順守されない場合（**ノンコンプライアンス**）の原因と責任は患者にあるとみなされがちであった。しかし、ノンコンプライアンスの原因は患者側のみにあるのではなく、薬剤それ自体の問題、また医療行為者の説明不足や患者に対する無理解なども原因となる可能性がある。

これらの問題を解決するためには、患者が服薬の必要性や薬剤の情報を十分理解したうえで積極的に治療に参加する必要があるという考え方から、服従の意味が強いコンプライアンスに代わって、固守を意味するアドヒアランスが使われるようになってきた。2001年にはWHOの専門家会議で「今後はコンプライアンスでなくアドヒアランスの概念を推進する」との決議がなされた。特に長期にわたる継続性を要する生活習慣病[13]の治療などにおいては、患者の主体的な意識が重要である。

しかし、アドヒアランスもまたコンプライアンス向上のための概念にすぎないという指摘もあり、**コンコーダンス**や**NBM**（物語と対話に基づく医療）という概念も提唱されている。

コンコーダンス 治療法の決定を含む治療全体にわたり、医療行為者と患者がパートナーとなって合意し意思決定すること。
NBM（narrative based medicine） 患者の疾患にまつわる物語（または患者の談話）を医療行為者が理解し、患者とともに新しく有益な物語を構築していくこと。

疾患／病態

疾患は病気を医学的に捉えて、分類し、定義したもの。病態はある疾患が生体に引き起こす諸現象の総体。

　疾患、病気、病、疾病はほぼ同義であるが、医学では疾患が用いられる。疾患単位という言葉があるように、疾患はその発症部位や原因・症状の特徴などに基づいて便宜的に分類・定義され、名称を与えられたもの。疾患は医学的な介入の対象と考えられるものであり、したがって事故による骨折のように、ふつうは病気とはいわないものも含まれる。

　病態は各疾患によりもたらされる特徴的な生理機能状態である。疾患の進行に伴って病態は変化し、それぞれの病態によって起こる反応が**症状**として観察されるが、脳の微小血管の梗塞や感染症における潜伏期のように、無症状で病態が進行する場合もある。また、貧血などのように多くの疾患に共通する病態もある。

　疾患と病態の区別は必ずしも常に明確というわけではなく、高血圧(症)、甲状腺機能亢進(症)などのように、疾患でもあり病態でもあるというものも多い。

症候群（シンドローム）　いくつかの病態・症状がまとまって観察されるもので、原因不明ながらそのような患者が多い場合に便宜的に命名されたものが多い。しかし、疾患と症候群の区別も厳密なものではない。

症状、症候、徴候　これらはほぼ同義。症状は自覚症状のみを指すことがあり、その場合は他覚症状を徴候ということがある。患者が示す症状・徴候を医師が医学的に認識したものが、**所見**となる。

腫瘍／癌

> 腫瘍は生体内で自律的に過剰に増殖するようになった細胞や組織。腫瘍には上皮性と非上皮性、また良性と悪性の区別があり、上皮性の悪性腫瘍が癌（癌腫）。

　病理学の定義では、腫瘍 (tumor) とは生体の一部が腫大した状態で、非新生物と新生物がある。非新生物には血腫などがある。**新生物**とはもともと生体内に存在しなかった組織のことであるが、一般的には腫瘍と同義で用いられる。

　癌／がん (cancer) は、医学用語としては**癌腫** (carcinoma) が用いられ、上皮性の**悪性腫瘍**を指す。上皮性とは皮膚、消化管上皮や分泌腺上皮から発生するもののこと。これに対して、線維組織、神経組織、骨組織、骨髄細胞などの非上皮組織から発生する悪性腫瘍を、**肉腫** (sarcoma) という。白血病や悪性リンパ腫などの造血器腫瘍も非上皮性悪性腫瘍であるが、ふつうは肉腫に含めない。上皮性と非上皮性の悪性腫瘍全体を指して「がん」と表記することもある（国立がんセンター）。

　原発の場所で膨張するのみで、**浸潤**も**転移**もしないものを良性腫瘍といい、浸潤し転移するものを悪性腫瘍（＝悪性新生物）という。ただし、腫瘍の良性・悪性は病理学的な概念であるが、病理学的には良性であってもそのまま臨床的にも良性とはいえず、脳腫瘍のように良性でも治療しないと危険なものもある。

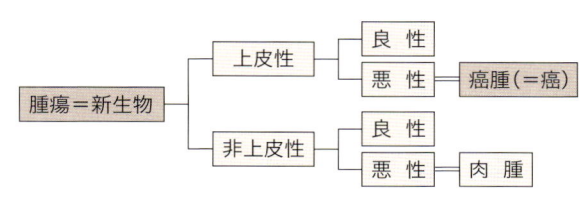

```
                    ┌─ 良性
          ┌─ 上皮性 ─┤
          │         └─ 悪性 ─ 癌腫（＝癌）
腫瘍＝新生物 ─┤
          │         ┌─ 良性
          └─ 非上皮性─┤
                    └─ 悪性 ─ 肉腫
```

浸潤　腫瘍が周囲の正常組織との間に明確な境界をつくらず、染み込むように広がっていくこと。
転移　腫瘍細胞が原発の腫瘍塊から遊離し、リンパ管や血管を通って遠隔の臓器に定着して子組織をつくること。

特発性／原発性

特発性は疾患の原因が不明・不詳（未解明）であること。原発性は、疾患が他の疾患などの結果ではなく、それ自体に固有の原因により発症すること。

特発性（idiopathic）の原義は、自然発生した病的状態だが、一般的には原因が解明されていない疾患の名称に冠する。かつて特発性腎出血という疾患名があったが、当時の教科書には「臨床上正常と考えられる腎からの原因不明の無症状出血である。しかし原因がなくて出血ということは、ありえないのであるから、将来は……病理解剖学的に解明されるであろう」と書かれていたとおり、現在では歴史的疾患名となっている。しかし、特発性アルドステロン症のように、原因が解明された後も名称として残っているものもある。

原発性（primary）は二とおりの意味がある。一般的には、他の疾患あるいは医療行為（薬物治療も含む）などの結果として二次的に発症するのではなく、固有の原因により初めからその疾患として発症すること。この場合は**一次性**ともいい、対義語は**二次性**または**続発性**（secondary）。悪性腫瘍[51]の場合は、原発性は**転移性**の対概念で、その臓器から新規に発生したことを表す。

原発性はまれに特発性の意味でも使われることがある。たとえば特発性骨髄線維症は、英語名がprimary myelofibrosisである。また、原発性免疫不全症候群の場合は、先天性の意味でもある。

高血圧や血小板血症、振戦などでは、**本態性**（essential）の語が使われる。これは原因となる他の疾患や障害がないことが明らかで、しかも原因が不明であることを表し、原発性と特発性を兼ねていると考えられる。

脳死／植物状態

> 脳死は脳幹を含めた全脳の機能が不可逆的に停止した状態。植物状態とは脳が広範囲に侵され重度の昏睡に陥っているが、生命を維持する脳幹は機能している状態。

　現在の脳死判定基準（厚労省省令）では、①深昏睡、②瞳孔の固定・瞳孔径が左右とも4mm以上、③脳幹反射の消失、④脳波平坦、⑤自発呼吸の消失、⑥以上の状態が6時間以上続く場合に脳死と診断する。
　脳死に対する**心臓死**は医学的には**三徴候死**。①呼吸停止、②脈拍消失、③瞳孔散大と対光反射消失を診断基準とし、古来の一般的な死に合致する。
　植物状態とは医学的には**遷延性意識障害**で、①自力移動不可能、②自力摂食不可能、③糞尿失禁、④声が出ても無意味な発語、⑤意思疎通不可能、⑥視覚のない眼運動の6徴候が3ヵ月以上続いた場合と定義されている。脳が広範囲に侵され重度の意識障害の状態であるが、脳幹の機能は維持され、自発呼吸がある。しかし自律神経系も不安定で、ときに人工呼吸器による呼吸補助が必要となる。
　脳死と植物状態の混同は許されない。脳死は不可逆的な状態であり、決して回復することなく全例心停止に至るが、植物状態は大脳の機能が残存しており、意識が回復する可能性がある。脳死は死であり、植物状態は生である。

脳幹死　呼吸、血圧を制御する脳幹の機能が廃絶した状態。生命の維持ができないので、脳幹の機能停止をもって個体死とする考え方もある。

	大脳		脳幹		大脳・脳幹以外の脳機能	心拍動	生か死か
	機能	脳波	機能	自発呼吸			
脳死	なし	なし	なし	なし	なし	あり*	死
三徴候死	不明	不明	不明	なし	なし	なし	死
植物状態	残存	あり	あり	あり	残存	あり	生

*人工呼吸を中止すると心停止し、人工呼吸を続けても1～3週間で心停止する。

第3部

副作用／有害反応

> 薬物の主作用とは異なる作用全般を副作用という。そのうち、薬物との因果関係が明らかであり、通常用いられる投与量で起こる好ましくない反応を有害反応と呼ぶ。

　広義の副作用は、その薬物の本来の使用目的（疾患の予防、診断、治療）にかなった作用である**主作用**に対し、患者にとって有益か有害かにかかわらず、それとは異なる作用すべてを指す。副作用は、薬物本来の薬理作用の一部である場合もあるが、薬物自体の標的分子に対する作用の選択性の低さや薬物アレルギー[42]などが原因となる場合も多い。

　有害反応とは、通常用いられる量で発現する、意図しない有害な反応をいう（WHOの定義）。したがって、副作用＝有害反応ではないが、医薬品の添付文書では「副作用」の欄に有害反応が記載されており、またGCP[1]では副作用を、「あらゆる有害で意図しない反応（臨床検査値の異常を含む）」と定義し、有害反応の意味で用いている。ただし、副作用の語はこれ以外にもさまざまな意味で用いられる。

　なお、薬物以外の治療法や診断法についても、以上とほぼ同様の意味で副作用／有害反応の語が用いられる。

有害事象　医療行為を受けた患者に生じたあらゆる好ましくない医療上の出来事。医療行為との因果関係は問われない。
副反応　微生物由来のワクチンの接種によって生じる、目的以外の反応。
中毒　生体に対して毒性をもつ物質により生体の正常な機能が阻害されること。毒性の強い物質の摂取に引き続き起こる急性中毒と、長期の反復摂取で化学物質が体内に貯留することによる慢性中毒とに分けられる。通常の投与量では有用な薬物も、大量投与すると急性中毒様の反応を引き起こす可能性がある。

ホスピス／緩和ケア

> ホスピスは治癒が不可能な末期患者の精神的・身体的苦痛を緩和するためのケア、またはそれを行う施設。緩和ケアは同様に患者の苦痛を緩和するために行われる医療行為だが、終末期に限られない。

　ホスピスの語源はラテン語のhospitiumで、見知らぬ人を手厚くもてなすという意味。古代〜中世のヨーロッパで旅人や病人の安息や看護のために、教会や修道院によって始められた。このように、ホスピスは本来、行為・活動を表すが、1967年英国のセント・クリストファーズ・ホスピスの設立以来、そのような活動を行う施設を表す語ともなった（活動・行為を表す場合、ホスピスケアともいう）。現代のホスピスが対象とするのは主に悪性腫瘍[51]などの末期患者であるが、一般病棟で同様のケアを受ける末期患者もしだいに増えてきたため、**ターミナルケア**、さらに最近ではend of life careの語が使われるようになった。

　緩和ケアまたは**緩和医療**（この両者の使い分けは厳密なものではない）も基本的にこれらと同じ行為・活動を意味するが、2002年のWHOによる定義では「生命を脅かす疾患に直面している患者とその家族に対して、痛みその他の身体的問題、心理社会的問題、スピリチュアルな問題を早期に発見し、適切な評価と治療・処置により、苦痛を予防し、和らげ、QOLを改善するアプローチ」となっている。すなわち、対象は末期患者に限定されない点でホスピスやターミナルケアとは異なり、また苦痛の緩和だけでなく予防も含まれている。実際、特に悪性腫瘍患者に対する緩和ケアは、診断時点から治療と並行して（治癒の可能性とは関係なく）行われるべきと考えられるようになっている。

　ホスピスケアと緩和ケアとを厳密に区別することはできないとの考えから、両者を包含する**ホスピス緩和ケア**の語も普及しつつある。

　なお、厚生労働省では施設を表す場合もホスピスの語を使わず、**緩和ケア病棟**を用いている（診療報酬における「緩和ケア病棟入院料」など）。

第3部

薬物／薬剤

薬物は薬理作用を有する化学物質そのもの。薬剤は薬物を用途に合わせて各種の剤形に製剤化したもの。

　薬効作用を有する天然物（主に生物体の一部）からその薬効成分を抽出し、精製して化学構造を明らかにした化学物質が薬物である。また、化学的に合成された薬物もある。これらの物質（原末）はそのままでは投与しにくく、投与しても、標的部位で安全に一定時間薬効を発揮することはできない。

　そこでこの原末を、賦形剤などの添加剤を加えるなどして、使用目的に即した適用方法とそれに適した**剤形**を与える。こうして医薬品として無理なく使用できる形になったものが薬剤である。薬剤は**製剤**ともいうが、製剤は薬剤を製造する工程を指す場合もある。

　薬の名前には一般名と商品名があるが、一般名は薬物すなわち薬効成分の名称であり、商品名は薬剤としての販売名で、薬剤名ともいう。したがって、同一の薬剤であっても複数の会社から販売されている場合は商品名が異なることがある（これは併売品[37]で、いわゆる後発品[37]とは別）。

　一般名はWHOによって定められた国際一般名をもとに、各国政府機関が定めている。たとえば、*N*-(4-ヒドロキシフェニル)アセタミドという化学物質は、国際一般名がparacetamol、わが国の一般名がアセトアミノフェン。このように国際一般名とわが国の一般名が一致しないものもあるが、統一する取り組みが始まっている。

　薬の種類の呼び方に関しても、薬物／薬剤に準じて、**〜薬／〜剤**の区別がある。薬理作用による分類でも、たとえばアスピリンのような薬物（一般名）なら解熱鎮痛薬、それを製剤化した薬剤（商品名）なら解熱鎮痛剤となる。剤形や投与方法による分類の場合は「〜薬」ではなく「〜剤」を用いる（錠剤、カプセル剤、シロップ剤、経口剤、注射剤、点眼剤など）。

有効性／有用性

有効性は治療法・診断法の効果がどの程度かということ。有用性は治療法・診断法の使用価値がどの程度かということで、有効性と安全性などとのバランスにより評価される。

　医薬品や医療機器など多くの治療手段については、実際に臨床使用される前に臨床試験[27]（治験[39]）でその有効性と有用性を評価する手法が確立されている。特に有効性は**有効率**として比較的客観的に評価できる。一方の有用性は、有効性以外に**安全性**などいくつかの要因が関与する。**治療域**が広いほど安全性が高いといえるが、治験などでは主に有害反応（副作用）[54]発現率によって安全性が評価される。

　しかし、実際の臨床使用を想定すると、さらにその治療法の簡便性や経済性、対象疾患の重篤性や患者にとっての必要性など、幅広い観点から有用性を総合的に評価する必要がある。また、臨床使用開始後に、治験では起こらなかった新たな有害反応や予想外の相互作用が報告されることもある。これらの要因は数値化しにくいため、臨床的有用性の客観的評価は難しいが、他の治療法との比較試験の結果など、さまざまなエビデンス[22]の積み重ねにより有用性を評価する努力が行われている。

　検査・診断法についても、治療法とほぼ同様に考えることができる。たとえば、高性能の機器を用いる検査は、疾患の早期発見や正確な診断に役立てば有効性が高いといえる。しかし有用性の評価となると、有効性の他に、検査の安全性、医療者側と患者の負担、機器の価格、対象疾患の罹患率／有病率[58]などが考慮される。

治療域　目的とする効果が得られ、かつ有害反応を許容できる薬物血中濃度などの範囲。有効治療域、有効域ともいう。治療域を超えているが中毒[54]には至らない範囲を安全域と呼ぶことがある。

第3部

罹患率／有病率

罹患率はある期間にある集団の中で新たにその疾患に罹った人の割合。有病率はある集団の中である一時点にその疾患に罹っている人の割合。

罹患率 (incidence) は**発症率**ともいう。右の式で求めるが、通常は1年間の、人口10万人（または1000人）に対する割合で表す。

$$罹患率 = \frac{期間内の新規発生患者数}{調査対象人数 \times 調査期間}$$

たとえば人口5万4000人の地域で、ある年に10人が結核に罹患したとすると、人口10万に対するこの年の罹患率は18.5（18.5/10万人・年）。罹患率は、乳癌なら女性というように、その疾患に罹患するリスクにさらされている人口を対象とする。

有病率 (prevalence) はある一時点におけるその疾患の患者の割合であるが、これは正確には**点有病率**という。これに対し、ある期間内のいずれかの時点で患者であった人の割合が**期間有病率**。有病率はパーセントで表すことが多いが、人口10万対も使われる。

罹患率は感染症のように罹病期間が比較的短い疾患に対して用いられ、有病率は多くの生活習慣病[13]のように慢性の疾患に対して用いられる。

なお、morbidityも罹患率と訳されるが、特定の疾患を問題にするのではなく、何らかの重要な疾患に罹っている（新規に罹った）人の割合を表すことが多い。

有症率 気管支喘息のように、罹患していても症状がなく安定している時期が長い疾患の場合、有病率の代わりに用いられる。ある一時点で症状を有する患者の割合（点有症率）、またはある期間に症状を経験した患者の割合（期間有症率）。

◆**よくある間違い** 疾患の**死亡率**と**致死率**はよく間違われる。死亡率はある期間にその疾患で死亡した人の、対象集団全体（健康な人も含む）に対する割合。致死率（または致命率）はその疾患に罹患した人の集団の中で、その疾患により死亡した人の割合。

索　引

項目見出しとなっている語は原則として省略し、他の項目のページで言及されている場合のみ、そのページを挙げた。

数字・欧文略号

I型アレルギー　42
ADL　26
ALS　15
COLD　3
CT　25
DHA　2
DSM　1、4、5、16、18、19
EPA　23
ES細胞　36
GCP　1、39、44、54
GFR　2
IC　31
ICD　1、5、16、17、18、19
iPS細胞　36
MRI　25
NBM　22、49
QOL　43、55
RCT　1、39
SF-36　26
SIRS　14
SPECT　25

ア行

悪性腫瘍　13、25、26、28、32、40、51、52、55
アスペルガー症候群　18
アドヒアランス　26
アトピー性皮膚炎　42
アレルギー　54
アレルゲン　42
安全性　29、35、37、39、43、46、48、57

閾値　45
イコサペンタエン酸　23
異常値　45
一次性　52
一次予防　13
遺伝子　22、24、28、32、36
遺伝子診断　28
遺伝子多型　32
遺伝薬理学　32
イベント　43
院外処方　2
インスリン抵抗性　20
院内感染　24
院内処方　29
インフォームドアセント　31
インフルエンザ　10
インフルエンザ菌　10
運動器　21
運動器不安定症　21
エイコサペンタエン酸　23

カ行

介護支援専門員　34
介護保険法　34
介入研究　27、43
風邪　10
カットオフ値　45
過敏症　43
過敏性腸症候群　7
勧告　44
観察研究　27
癌腫　51
緩和医療　55

緩和ケア病棟　55
気管支喘息　3
期間有病率　58
基準　44
基準範囲　45
季節性インフルエンザ　10
機能性消化管障害　7
気分障害　19
急性ストレス障害　4
筋萎縮性側索硬化症　15
菌血症　14
クリティカルパス　33
軽度認知機能障害　16
軽度発達障害　18
ゲノム　28、32
健康関連QOL　26
健康診査　46
健康診断　46
健診　45
検診　45
原発性骨粗鬆症　8
抗ウイルス薬　47
抗菌薬　24
高脂血症　9
抗真菌薬　47
合成抗菌薬　47
抗体療法　40
高度先進医療　35
後発医薬品/後発品　37、56
広汎性発達障害　18
コクラン共同計画　22
骨塩　48
骨粗鬆症　21、48
骨量　8
個別化医療　32
孤立性心房細動　11
根拠に基づく医療　22、38
コンコーダンス　49
コンソート声明　1、38、43
コンプライアンス　26

サ行

剤形　56
細胞移植　36
サロゲートエンドポイント　43
三徴候死　53
指針　44
施設内感染　30
市中型MRSA　24
市中感染　30
死の四重奏　20
自閉症　18
死亡率　46、58
重症筋無力症　15
重症セプシス　14
自由診療　35
主作用　54
腫瘍　28、40、47
症候　50
症候群　50
常在菌　24
症状　50
静脈血栓塞栓症　6
所見　50
新型うつ病　19
神経難病　15
浸潤　51
新生物　51
心臓死　53
心的外傷後ストレス障害　4
シンドローム　50
シンドロームX　20
深部静脈血栓症　6
心房粗動　11
診療ガイドライン　22、44
診療経路　33
睡眠呼吸障害　12
生活習慣病　32、46、49、58
生活の質　26
製剤　56
成人病　13

声明　44
説明と同意　31
セプティックショック　14
遷延性意識障害　53
先進医療　35
全身性炎症反応症候群　14
続発性　52
続発性骨粗鬆症　8
組織工学　36
尊厳死　26

タ行
代替エンドポイント　43
代替調剤　37
多価不飽和脂肪酸　23
多能性幹細胞　36
ターミナルケア　55
地域連携クリニカルパス　33
チェーン・ストークス呼吸　12
治験　31、37、57
致死率　58
知的障害　16
中枢型睡眠時無呼吸　12
中毒　5、17、24、54、57
徴候　50
治療域　57
テーラーメード医療　32
転移　40、51
転移性　52
転帰　43
電気的リモデリング　41
伝統医学　38
伝統的医療　38
点有病率　58
特定健康診査　20、46
特定疾患　15
ドコサヘキサエン酸　23
トラウマ　4

ナ行
内臓脂肪症候群　20
納得診療　31
肉腫　51
二重盲検　27
二次性　52
二次予防　13
日射病　17
人間ドック　46
認知症　21、31
認知障害　16
熱痙攣　17
熱失神　17
熱射病　17
熱中症　17
熱疲労　17
脳幹死　53
脳腸相関　7
ノンコンプライアンス　49

ハ行
バイオ後発医薬品　37
バイオバンク　32
肺気腫　3
敗血症　14
肺血栓塞栓症　6
肺年齢　3
パーキンソン病　15
発症率　58
発達障害　16
パンデミック　10
非定型うつ病　19
評価項目　43
日和見感染症　24、30
分子標的薬　40
副作用　26、31、32、57
副反応　54
閉塞型睡眠時無呼吸　12
併売（品）　37、56
ベクター　28

保険外併用療養費制度　35
ホスピス緩和ケア　55
本態性　52

マ行

末期腎不全　2
マルチプルリスクファクター症候群　20
慢性気管支炎　3
慢性腎臓病　2
慢性腎不全　2
慢性閉塞性肺疾患　3
民間療法　38
メタボリックシンドローム　21、46
メチシリン耐性黄色ブドウ球菌　24
モノクローナル抗体　40

ヤ行

薬物　4、11、23、32、40、47、54
薬物耐性　24、30
薬歴管理　29
有害事象　54
有害反応　40、54、57
有効性　35、37、39、43、46
有効率　57
有症率　58
有病率　2、11、42、57
有用性　39、46
要介護認定　34
予後　28、43、45

ラ行

ランダム化比較試験　27
罹患率　13、46、57
離脱症状　5
臨床研究　22、26、27、31、43
臨床試験　1、27、31、39、44、57

知っているようで知らない 医療用語小事典

2011年4月10日　第1版第1刷発行

監　修　三浦　雅一

発　行　ライフサイエンス出版株式会社
　　　　〒103-0024 東京都中央区日本橋小舟町11-7
　　　　Tel. 03-3664-7900
　　　　http://www.lifescience.co.jp/

印　刷　株式会社八紘美術

Ⓒ Life Science Publishing, 2011
ISBN978-4-89775-289-1 C3047

[JCOPY] 〈(社)出版者著作権管理機構 委託出版物〉
本書の無断複写は著作権法上での例外を除き禁じられています。
複写される場合は，そのつど事前に (社)出版者著作権管理機構
(電話 03-3513-6969, FAX 03-3513-6979, e-mail: info@jcopy.
or.jp) の許諾を得てください。